MANUEL

DES GOUTTEUX

ET

DES RHUMATISANS.

IMPRIMERIE DE DAVID,
BOULEVARD POISSONNIÈRE, N° 6.

MANUEL

DES

GOUTTEUX

ET DES

RHUMATISANS;

MOYENS A L'AIDE DESQUELS ON PEUT SE PRÉSERVER ET SE GUÉRIR DE CES DEUX MALADIES;

PAR LE DR DUBOUCHET,

Professeur d'Hygiène médicale, Membre des Sociétés de Médecine de Paris, Lyon, Strasbourg, Nantes, Orléans, Valenciennes et Caen; de la Société d'encouragement pour l'industrie française; de celle des Sciences physiques et chimiques de Paris; correspondant de la Société royale des Sciences d'Edimbourg, de Londres, de Genève, etc., etc.

SECONDE ÉDITION.

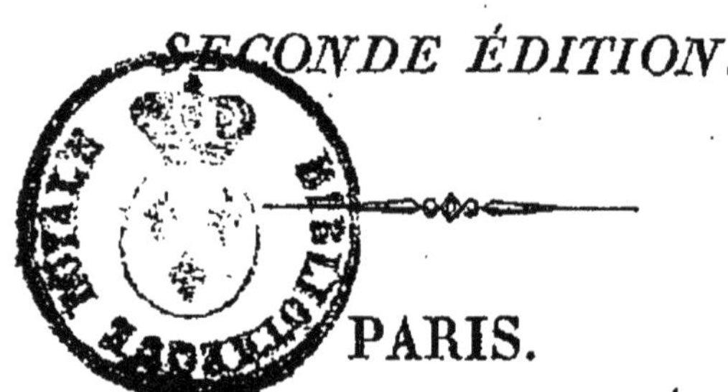

PARIS.

VEZARD ET Cie, LIBRAIRES-ÉDITEURS,
Passage Choiseul, n. 44 - 46:
DELAUNAY, AU PALAIS-ROYAL.

1829

AVERTISSEMENT.

Nous allons écrire sur une affection
qui déjà a occupé bien des plumes sa-
vantes, et dont les résultats ont été peu
satisfaisans pour les personnes atteintes
de cette cruelle maladie. Serons-nous
plus heureux? Nous osons l'espérer, et
nous laisserons au lecteur de ce *Manuel*
le soin de juger si nous l'avons satisfait;
s'il a trouvé, dans nos conseils, dans
nos expériences de dix années de traitement, des affections rhumatismales et
goutteuses, les moyens de prévenir et

de diminuer des douleurs qui ne peuvent être véritablement décrites que par celui qui a le malheur d'en être affligé. Puissent-ils, après avoir lu attentivement l'historique des diverses formes que la goutte prend successivement, lire encore avec plus d'attention les chapitres qui auront trait aux moyens hygiéniques et préservatifs, et n'employer qu'avec cette réserve que nous recommandons les divers remèdes que l'on trouvera à la fin de cet ouvrage, remèdes qui nous ont été si utiles et si précieux dans les mille circonstances où nous avons été à même d'en faire usage.

MANUEL

DES GOUTTEUX

ET

DES RHUMATISANS.

CHAPITRE PREMIER.

De la goutte.

JE suis obligé, en commençant ce *Manuel*, d'avouer que le mot *goutte*, très-peu scientifique, méritait de naître dans un siècle barbare ; Hippocrate et Arétée s'en sont servi : les Anglais l'ont adopté *the gout*; les Italiens, *gotha*; les Espagnols, *gota*. Cette dénomination bizarre a fait, en quelque sorte, le tour de l'Europe. En effet, pendant fort longtemps, on a cru que la goutte consistait dans l'afflux d'un liquide, lequel était distillé *goutte à goutte* sur le lieu malade. Tout en regrettant que le langage de la science n'ait point été amélioré par les modernes, nous n'en continuerons pas moins à nous servir d'un mot qui sera compris par tous nos lecteurs.

L'étude de la goutte est hérissée de difficultés : sur les causes et la nature de la goutte, que d'opinions diverses! combien est longue la liste des médicamens par lesquels on a prétendu combattre cette terrible maladie!

Bien que de nos jours des hommes d'un esprit excellent se soient occupés de l'étude de cette affection, le sujet ne me paraît point encore autant éclairci qu'il serait désirable, tant il présente de difficultés. L'illustre Pinel, qui avait beaucoup observé la goutte, la considérait comme paraissant le plus souvent sous la forme d'une maladie articulaire; en cela, la goutte diffère alors très-peu du rhumatisme, et réclame, à quelques modifications près, le même traitement et le même régime. Nous adoptons volontiers les opinions du célèbre auteur de la *Nosographie philosophique*. L'ordre dans lequel nous avons à traiter la goutte doit être tel, que tout ce qui appartient à l'histoire de cette maladie s'y range naturellement.

Nous avons dû écarter soigneusement de ce *Manuel* les ingénieuses théories de la goutte. Ce qu'il importait surtout, c'était de ne pas perdre de vue que nous écrivons pour des personnes à qui le langage scientifique de la médecine est étranger, qui auraient repoussé nos froides et longues dissertations sur cette affection, et qui liront, nous aimons à le croire, nos conseils hygiéniques et préservatifs, et suivront exactement les simples médications que nous appliquons si heureusement dans les cas si fréquens où nous sommes consultés sur une maladie aussi cruelle que redoutable. Il ne nous aurait pas été difficile de présenter avec plus d'art et sous un aspect plus séduisant les réflexions et les conseils que nous donnerons sur la goutte ; nous nous refusons à prendre un tel soin, notre unique but est d'être utile ; que la vérité se montre aux bons esprits, si elle s'y trouve ; et si, au contraire, nous nous sommes trompés, nous aurons du moins cet avantage de ne pas nous être appliqué à faire briller une erreur.

CHAPITRE II.

De la goutte aiguë des articulations.

C'EST sur la fin de l'hiver ordinairement, précédée de signes précurseurs
méconnus presque toujours, que la goutte
arrive. On remarque alors que le malade,
quelques semaines auparavant, a éprouvé

dans la région de l'estomac une sensation incommode, difficile à définir, et
dans d'autres parties du corps, quelques
mouvemens spasmodiques; la sueur des
pieds, à laquelle il était sujet, peut-
être, est tout-à-coup suspendue, ses
urines sont devenues abondantes, assez
semblables, dirait-on, à de la *limonade;*
les veines de ses pieds sont enflées et
comme variqueuses; le malade parfois
est gonflé par des vents : ces derniers
symptômes augmentent quelques jours
avant que l'attaque de goutte ne se dé-
clare.

La veille d'une attaque, en général,
l'appétit est plus vif que de coutume;
la région de l'estomac est débarrassée
de la gêne qui l'opprimait, l'homme
que va saisir la goutte se sent très-bien
portant, il a plus d'esprit et de gaîté
qu'à l'ordinaire; il se couche et s'endort
tranquillement; mais, après quelques

heures de sommeil, il est réveillé par une douleur qui se fait sentir d'ordinaire au gros doigt du pied, ou sur d'autres parties du pied. Cette douleur est généralement comparée par les goutteux à celle qui accompagnerait la dislocation des os de ce membre ; elle existe d'autres fois avec la sensation comme d'une eau à peu près froide que l'on répandrait sur le lieu affecté; bientôt il survient un frisson horripilatoire dans tout le corps et une fièvre légère.

La douleur, supportable d'abord, devient, par degrés, plus fâcheuse ; le froid et l'espèce de tremblement qui l'accompagne diminuent à mesure qu'elle s'accroît, mais la fièvre augmente avec elle; ainsi se passent la fin de la nuit et la pénible journée qui lui succède. Parvenue vers le soir à son plus haut point, la douleur s'est étendue et s'accommode, en quelque sorte, aux différentes formes des petits os des doigts du pied. Le malade la compare alors à une tension violente, ou à un déchirement, ou à une brûlure. Cette douleur est si vive et si exquise, que la partie affligée ne peut supporter le poids d'une couverture. Cependant, le malade s'agite continuellement, et fait mille tentatives pour donner à son corps et à son pied en particulier une situation moins douloureuse ; efforts infructueux ! Mais vers le lendemain matin, vingt-quatre heures environ s'étant écoulées depuis le commencement de l'accès, il se trouve très-soulagé, et presque subitement, en sorte qu'il attribue d'ordinaire ce soulagement à la dernière position qu'il vient de donner à son pied malade ; la peau, qui avait été sèche pendant tout le temps des douleurs, s'humecte doucement et le goutteux s'endort. A son réveil, il se retrouve, sous le rapport de la douleur,

au point où il était quand il s'est en-
dormi, mais la partie malade est devenue
enflée ; auparavant, on n'avait pas remarqué autour du pied un léger gonflement
des veines ; ce que l'on voit alors, c'est
une tumeur rouge et avec chaleur ; toutefois cette tumeur n'est point un phleg-
mon, et elle aura une terminaison toute
différente de celle que subissent les tumeurs phlegmoneuses, elle aura beaucoup de ressemblance avec l'érysipèle.

Tels sont, à quelques variétés près,
les principaux caractères d'un premier
accès de goutte aiguë des articulations :
invasion subite pendant le sommeil,
froid et horripilation, douleur locale,
fièvre qui s'accroît et diminue avec elle ;
au bout de vingt-quatre heures, fin de
l'accès et formation d'une petite tumeur avec chaleur et rougeur sur la
partie affectée. Après ce premier accès,
et jusqu'à ce que l'attaque de goutte soit

terminée, tous les soirs le malade subit un petit paroxisme, qui consiste en une augmentation de la douleur avec fièvre.

Chez les personnes fortes et vigoureuses, nous avons vu ces phénomènes se passer sur les deux pieds ensemble, et avec une violence égale; plus souvent cependant, nous les avons observés, d'abord pendant quelques jours, sur un seul pied; ensuite la maladie semble se transporter et se renouveler sur l'autre avec tous les caractères indiqués; et alors le pied qui a souffert le premier, tantôt reste en partie affecté, tantôt se montre exempt de douleur et même de faiblesse, comme s'il n'avait point été entrepris par la goutte. Ce nouvel accès terminé, il est suivi de ces petits paroxismes dont il a été question; un troisième accès suivi des mêmes paroxismes peut se produire encore sur d'autres articulations, en particulier sur celles des mains ; ensuite la goutte peut occuper de nouveau le pied qu'elle avait quitté, et avec toutes les douleurs qu'elle lui a déjà fait sentir ; enfin nous l'avons encore vue entreprendre le genou, l'épaule ou le coude.

Cette goutte aiguë peut durer quinze jours et plus lorsqu'elle est régulière ; en général, l'attaque de goutte dure d'autant moins, que les douleurs ont été plus violentes. Pendant toute la durée de cette attaque, le malade a éprouvé dans tout son corps une pesanteur pénible et une espèce d'inquiétude générale. Il n'a point eu d'appétit ; ses urines, peu abondantes, ont été le plus souvent rouges et sédimenteuses.

Considérons en particulier les principaux symptômes de l'attaque de goutte ; savoir : la *douleur,* la *fièvre* et la *tumeur.* La *douleur* qui accompagne un accès de goutte n'a point un caractère unique; elle est plutôt remarquable par une terrible variété : tantôt elle s'exerce sous forme d'une tension déchirante, ou au contraire, d'une constriction, d'une compression énorme ; tantôt le malade ressent comme un coin qui serait enfoncé entre ses os ; d'autres fois, c'est comme du feu qui brûle la partie souffrante, ou comme un animal qui le broierait entre ses dents.

La *fièvre* des goutteux est intéressante à observer ; elle se montre par accès. Ces accès sont communément en tierce, surtout dans les premiers jours de l'attaque ; cette fièvre peut ne pas conserver ce type et s'échanger en double tierce ou être rendue longue et irrégulière, sous des influences insalubres. Après le premier accès, le pouls n'est pas entièrement calme, ni la langue nette, ni la peau fraîche, ni l'urine très-chargée de sédiment ; ce n'est qu'une rémission re-

marquable ; la fièvre continue à être ré-
mittente jusque vers le huitième jour;
si elle a été traitée convenablement et
dans des circonstances favorables, elle
se change communément en intermit-
tente. Une remarque importante et que
nous avons été à même de constater
cette année pendant l'époque d'une épi-
démie régnante, inconnue jusqu'à ce
jour, c'est que cette fièvre, chez les goutteux, prenait facilement le caractère de
la maladie régnante. Quant à la *tumeur*
que produit l'accès de goutte, elle se
termine assez ordinairement par une
transsudation locale et par la desquam-
mation de l'épiderme. Le liquide trans-
sudé est quelquefois d'une odeur forte,
ordinairement collant et visqueux. La
chute de l'épiderme est souvent accompagnée de démangeaisons quelquefois
insupportables.

Cette attaque de goutte terminée, le

malade rentre bientôt dans un état en-
tier de santé. Ce prompt rétablissement
peut faire espérer que l'attaque suivante
n'aura lieu qu'après un long intervalle,
si toutefois on n'obtient pas d'éloigner à
jamais les retours de cette maladie, en
se soumettaut a des règles d'hygiènes
entendues.

L'attaque de goutte est souvent pério-
dique ; elle revient à des époques constantes, et le malade peut, jusqu'à un
certain point, en prévoir l'arrivée.

Dans cette courte description des
symptômes de la goutte aiguë, on l'a vu
faisant irruption sur les pieds en commençant par les envahir, avant de passer
à d'autres articulations : c'est là ce qui
est le plus ordinaire ; cependant nous
pourrions citer beaucoup d'exemples de
goutte commençant par s'attaquer aux
poignets, aux mains, aux genoux, avec
tous les caractères de goutte aiguë, bien

que les pieds soient en quelque sorte le siége propre de cette espèce de goutte.

Nous pouvons dépeindre la goutte arrivant comme un voleur, la nuit, pendant le sommeil. C'est en effet le moment où elle éclate d'ordinaire ; mais on l'observe aussi naissant au milieu du jour et de la veille : alors, le plus souvent, c'est à l'instant ou l'on est livré à une affection morale un peu vive qu'elle se montre tout-à-coup. Je pourrais citer ici l'observation de l'affection goutteuse de M. le comte de B..., qui, revenant de la Chambre des Pairs, descendant de sa voiture, ressentit une douleur atroce dans le pied droit ; il crut qu'il venait de se faire une entorse : on le transporte dans son lit. Mandé de suite auprès de lui, il me fut facile de nous convaincre que ce qu'il prenait pour une luxation ou une entorse, n'était qu'une violente attaque de goutte.

Je dois ajouter qu'une attaque aussi caracterisée que celle dont je viens de donner une courte description, n'était point la première que le malade eût éprouvée ; depuis long-temps M. de B... ressentait des douleurs légères dans les articulations, des accès de goutte imparfaits avaient eu lieu précédemment et avaient été méconnus.

Les attaques de goutte aiguë des articulations sont d'abord séparées par de longs intervalles, quelquefois même par plusieurs années, comme nous avons pu l'observer ; mais si ces attaques ne sont point traitées convenablement, et surtout si le malade ne fait point les sacrifices nécessaires pour recouvrer une entière santé, elles reviennent une fois, deux fois l'année, aux premières annonces du printemps, ou dans le cours de l'automne, et en même temps qu'elles sont plus fréquentes, elles durent plus long-temps, et donnent ainsi naissance à la goutte chronique que nous allons décrire dans le chapitre suivant.

CHAPITRE III.

De la goutte chronique des articulations.

La goutte chronique des articulations est composée, comme la goutte aiguë, d'accès et de paroxismes, mais qui sont plus prolongés, moins caractérisés, et pour ainsi dire chroniques eux-mêmes ;

en effet, dans l'attaque de la goutte aiguë, nous avons vu qu'il ne se passait guère entre un accès et l'accès suivant que deux ou trois jours ; dans celle-ci, deux semaines pourront s'écouler, et les paroxismes se multiplier sans que l'on distingue les stades d'irritation d'avec ceux qui se rapportent à l'état de la maladie, à la crise et à la terminaison de l'attaque ; c'est donc à juste titre que nous donnerons le nom de goutte irrégulière à la goutte chronique des articulations.

Elle dure des mois, et peut durer même toute l'année, à l'exception de deux ou trois mois en été ; pendant tout ce temps, elle se promène douloureusement sur la plupart des articulations. Dans cette variété de la goutte, les désordres de l'estomac sont plus marqués et plus tenaces. Le malade a perdu entièrement l'appétit ; s'il mange, ses digestions sont trèslaborieuses ; l'urine n'est point d'une couleur foncée, ni en petite quantité, ni sédimenteuse ; au contraire, elle est abondante. Le malade peut ou non être affligé de plusieurs autres symptômes pénibles, tels que des douleurs aux veines hémorroïdales, des démangeaisons en diverses parties du corps, des lassitudes spontanées, des crampes, et mille autres souffrances internes variées à l'infini, et même le goutteux est en proie à la colère, à la crainte au chagrin et autres affections tristes ; il n'y a qu'une force d'âme supérieure qui peut l'élever au-dessus d'elles, et ce prodige est véritablement admirable.

Un goutteux se plaisait dernièrement à nous détailler les souffrances de cette espèce de goutte chronique avec un naturel qui nous faisait bien voir que c'était d'après sa propre expérience |qu'il parlait. « Quand il faut remuer le gout-

« teux, disait-il, soit à raison du mal-
« aise qu'il sent partout son corps, soit
« pour quelque besoin naturel, si l'on
« n'apporte toute l'attention possible à
« le manier délicatement, on lui cause
« une douleur qui serait insupportable
« si elle durait quelque temps. Un autre
« symptôme de cette goutte, surtout
« lorsqu'elle est invétérée, c'est que, si
« le malade s'étend pour bâiller, princi-
« palement le matin, il survient dans les
« ligamens des articulations, comme si
« c'était une convulsion violente, avec
« sensation d'une constriction non moins
« forte. D'autres fois, et sans bâillement
« précurseur, on s'endort; tout-à-coup
« on ressent une douleur telle que l'on
« croit avoir les os des pieds ou des mains
« brisés à coup de massue. Quelquefois
« encore, les tendons des muscles exten-
« seurs de la jambe sont atteints d'un
« spasme violent avec une douleur si

« horrible, que, pour peu qu'elle durât,
« elle surpasserait toute patience hu-
« maine. »

C'est à la suite de la goutte chronique qu'arrivent les engorgemens et autres altérations ; nous avons vu des tumeurs se former à l'état aigu, prenant le caractère de tumeur blanchâtre, et devenant presque de la grosseur d'un œuf, et se jetant ensuite sur les coudes ou les genoux, se faisant sentir comme un poids qui y serait suspendu. Si ces tumeurs viennent à tourmenter les doigts des mains, elles les rendent comme tordus et semblables à une *botte de panais*, expression triviale, mais exacte et pittoresque. Lorsqu'elles s'attachent aux pieds, ils deviennent comme *retirés*, *rétractés*, et les malades sont comme cloués dans leurs lits ; aussi est-il rare que les goutteux, sur la fin d'une attaque longue et chronique qui a affecté toutes les articulations, puissent à peine se tenir debout ; ils ne peuvent faire quelques pas sans une difficulté extrême ; ils cheminent si lentement qu'ils ont l'air de ne pas même se remuer. C'est véritablement de cette classe de goutteux que les mauvais plaisans ont dit : *Manus habent et non palpabunt, pedes habent, et non ambulabunt, sed clamabunt in gutture suo.* Mais les mauvais plaisans ont eu parfois grand tort de s'attaquer aux goutteux, surtout dans cette période de leurs accès, où ils sont irritables au dernier point. L'empereur Sévère, que la goutte faisait boîter, fit pendre des railleurs qui se moquaient de lui : *Apprenez à mes peuples,* dit-il, *que c'est la tête qui commande et non le pied.*

Il est bien difficile d'arrêter les funestes effets de cette affection, lorsque surtout elle paraît avoir envahi toutes les articulations. *L'œdème goutteux,* la *contracture, les gonflemens ligamenteux et les nodosités tendineuses, les ankiloses et les concrétions goutteuses,* sont les cinq altérations principales, résultant de la goutte chronique.

Nous désignons sous le nom d'œdème goutteux, la tumeur goutteuse elle-même, mais existant sans rougeur, occupant une large surface, n'ayant qu'une élasticité faible, et d'ailleurs compliquée le plus souvent de l'œdème ordinaire; cette variété de la goutte chronique s'observe particulièrement chez les vieillards, et dans les constitutions lymphatiques.

La *contracture* est une rigidité des muscles et des tendons, sur lesquels a plus ou moins long-temps séjourné l'irritation de la goutte. Le malade que nous venons de faire parler plus haut l'a trop bien caractérisée pour que nous y revenions.

Quant aux *gonflemens ligamenteux et*

aux nodosités tendineuses, ce sont des épaissemens partiels des ligamens et des tendons qui joignent les articulations entre elles, avec plus ou moins de consistance; ces engorgemens, d'abord mous et en général douloureux, cessent de l'être au bout d'un certain temps, pendant lequel ils seront plus ou moins durcis, mais ils continuent de gêner les mouvemens des articulations.

Les *ankiloses* peuvent être très-variées, déterminées souvent par les gonflemens ligamenteux dont nous venons de parler; elles peuvent être aussi le résultat de l'immobilité prolongée du membre et de la roideur que prennent les ligamens dans cet état. Quelquefois elles sont le produit d'une maladie des extrêmités osseuses articulaires, d'autres fois, de la carie ou du ramollissement des os, soit encore d'un afflux surabondant de la matière qui forme les os, laquelle s'épanche, dans ce cas, entre leurs extrémités articulaires, et les soude en quelque sorte, ainsi que l'attestent quelques pièces pathologiques que l'on peut voir dans le cabinet anatomique de la Faculté de médecine de Paris.

Les concrétions goutteuses ont été appelées *tufs, tophus, calculs arthritiques;* ces concrétions sont formées par une matière dont l'aspect est à peu près celui du plâtre, de la craie, et qui primitivement a été liquide et comme gélatineuse. Ces concrétions ne sont point irritantes de leur nature, mais elles le sont mécaniquement par leur volume, leur forme, leur situation, comme le seraient des corps étrangers, et le sont même assez pour occasionner des douleurs à peu près constantes, et d'examiner ainsi un état goutteux habituel, qu'on appelle la *goutte fixe,* et dont nous allons nous entretenir dans le chapitre suivant.

CHAPITRE IV.

De la goutte fixe des articulations.

La goutte fixe est la suite ordinaire de la goutte chronique des articulations ; son caractère de *fixité* dépend essentiellement de ces nodosités ou concrétions dont nous venons de parler ; c'est pourquoi quelques auteurs lui ont donné le nom de *goutte nonée.* Nous allons donc continuer à exposer rapidement le mode de développement de ces concrétions, et indiquer les accidens auxquels elles donnent lieu.

La tumeur qui donne naissance à ces concrétions n'est point, dans l'origine, différente de la tumeur goutteuse ordinaire, de cette humeur contenant un liquide, qui donne au doigt la sensation de la fluctuation; au bout d'un certain temps, une partie du liquide est absorbée, et il reste dans la tumeur une substance molle d'abord, et comme argileuse, laquelle devient ensuite d'une consistance solide et friable. Que dans cet état de choses, une nouvelle attaque de goutte survienne et affecte les mêmes parties, ce qui est l'ordinaire, une nouvelle tumeur se formera dans le même lieu, au moyen d'une nouvelle effusion d'un liquide qui sera en partie résorbé, et laissera un nouveau dépôt, une nouvelle concrétion ajoutée à l'ancienne; tellé est l'origine, tel est le mode de développement des concrétions goutteuses.

Il est très-ordinaire de voir une violente attaque de goutte éclater sur les parties que cette matière irrite mécaniquement, et les frapper de nouveau d'une inflammation grave; nous en avons maintes fois vu des exemples : alors une effusion abondante de liquide goutteux s'ajoute à l'ancien dépôt, occasionne une enflure prodigieuse; la peau est parfois distendue au point de faire craindre qu'elle ne se déchire; quelquefois elle est amincie, de manière que le liquide séreux peut être vu au travers. Cette enflure est environnée d'une large auréole d'un rouge extraordinaire, d'une couleur pourprée, qui menace de mortification; en même temps les douleurs

sont intolérables. A la fin, la peau s'ouvre et donne passage à une grande quantité de sérosité. La rémission de tous
les symptômes s'en suit communément,
mais la substance *topheuse* demeure au
fond de l'abcès ; il est très-rare qu'on
soit assez heureux pour expulser immédiatement toute cette matière et empêcher les suites que nous allons succinctement décrire.

Avec cette sérosité, on ne voit point,
en général, qu'il sorte de pus par l'ouverture qui vient de se faire, mais les
écoulemens subséquens ne tarderont pas
à se montrer ; le pus et la matière topheuse sortiront ensemble de l'ulcère ;
toutefois, comme il vient d'être dit, la
totalité de cette dernière ne pourra être
immédiatement évaluée ; son expulsion
complète ne s'effectue que par un procédé très-lent ; cela est dû à ce qu'elle est
répandue dans le tissu cellulaire, comme

dans les cellules d'une éponge; chaque cellule ne se vide qu'après une autre, de sorte que des mois et mêmes des années se passent avant que la totalité soit évacuée. De cet état il résulte donc un ulcère qui se cicatrise fort tardivement; néanmoins il peut arriver qu'il se cicatrise assez promptement; au contraire, en formant sous la peau des portions *d.* cette matière topheuse, cette cicatrice peut même demeurer long-temps, mais plus communément elle se rouvre bientôt pour livrer passage à des calculs goutteux.

Les plaies des articulations qui sont si dangereuses, en général, quand elles ont été occasionnées par des corps extérieurs, n'ont pas des suites aussi fâcheuses il est vrai, quand l'articulation est remplie de ces concrétions goutteuses.

Ces étonnantes variétés de la goutte fixe s'observent presque constamment chez les hommes voués à l'intempérance, et qui ont refusé de s'assujétir à aucun régime ; nous pouvons assurer que l'on rencontrera rarement ces divers phéno- mènes chez ceux qui savent faire les sa- crifices que la santé mérite, et qui, de bonne heure, se soumettent à une bonne méthode de traitement.

La goutte articulaire fixe primitive se montre particulièrement chez les indi- vidus d'un tempérament lymphatique, et en particulier chez les femmes de cette constitution, à l'époque de l'âge criti- que. Les engorgemens qu'elle amène sont presque sans douleurs ; ils ne de- viennent pas même douloureux par les changemens de temps ; ils ne sont point non plus accompagnés de douleurs sour- des, habituelles, et n'en font éprouver que dans les tiraillemens qui résultent des efforts faits pour opérer la flexion des membres ; d'ordinaire, ils n'ont point l'aspect érysipélateux, et sous le doigt, la résistance des tumeurs goutteuses dans les autres espèces de gouttes; mais ils sont plutôt pâles et un peu mous. Les articulations affectées ne sont point celles des pieds; en général, ce sont plutôt celles des genoux et des membres supérieurs, et elles ne font point entendre de craquemens qui se manifestent dans le jeu des articulations des autres goutteux; le malade ne ressent point non plus ces douleurs nerveuses internes et ces troubles de l'esprit qui accompagnent si souvent les autres espèces de gouttes. L'affection semble, pendant plus ou moins long-temps, être bornée aux articulations; néanmoins, la goutte primitive fixe est fort sujette à des espèces de rétrocessions, ou plutôt, est sujette à se compliquer d'affections très-graves des viscères. C'est ce que nous examinerons dans le chapitre qui va suivre. Nous ne nous arrêterons point à décrire les diverses espèces de gouttes, appelées par quelques auteurs tros prodigues de complication, goutte *indolente*, goutte *blanche*, goutte *chaude* et *froide*; elles ont toutes des rapports avec celles que nous venons de décrire; elles exigent les mêmes soins, les mêmes moyens préservatifs et curatifs : nous nous dispenserons donc de surcharger inutilement l'esprit de nos lecteurs.

CHAPITRE V.

De la goutte remontée ou rentrée.

La goutte remontée ou rentrée se développe à la suite d'applications imprudentes faites sur des articulations malades ; applications qui ont en quelque sorte chassé la goutte des parties qu'elle occupait, et l'ont refoulée à l'intérieur; des impressions morales vives qui bouleversent l'économie de notre corps et intervertissent l'ordre des mouvemens qui s'y opéraient, peuvent amener ces funestes résultats.

Lorsqu'elle se porte sur l'estomac ou les intestins, cette goutte interne diffère peu des inflammations auxquelles ces organes sont parfois atteints, aussi réclame-t-elle le même traitement ; il serait dangereux, par exemple, dans la goutte fixée sur l'estomac, et y exerçant ses ravages sous la forme de gastrite, de s'obstiner à ne voir sur cet organe qu'*un je ne sais quoi* appelé *goutte;* qu'il est important de chasser et de transporter de nouveau sur les articulations en donnant à l'intérieur, et en versant sur des parties déjà fortement enflammées, les teintures les plus brûlantes, auxquelles des ignorans attribuent la vertu spécifique de repousser au loin l'irritation goutteuse.

L'apoplexie goutteuse est presque constamment précédée de vertiges, de douleurs de tête tantôt sur un point, tantôt sur un autre ; il survient une espèce de bégaiement, la démarche est inégale et chancelante. Un tel état, chez les goutteux, doit être regardé comme l'annonce d'une attaque d'apoplexie plus ou moins formidable. Le traitement différera peu de celui que l'on doit employer dans l'apoplexie ordinaire, et réclamera toujours l'assistance du médecin ; nous nous sommes cependant bien trouvés de l'administration du quinquina à haute dose, sur la fin de ces sortes d'accès graves de goutte interne.

L'*angine de poitrine* se montre aussi parfois comme une formidable transformation de la goutte ; nous avons eu l'occasion de l'observer deux fois, et nous avons vu plusieurs faits pareils cités par des savans praticiens allemands et anglais. On trouve aussi des exemples de *cholera-morbus*, de *catarrhe vésical*, de *pleurésie goutteuse*, de *leucorrhée*, d'*inflammations des organes génitaux*, d'*indurations chroniques de ces parties*, considérées comme le résultat de la goutte. Mais les vrais caractères de ces maladies n'ont-ils pas été méconnus ; aussi le diagnostic des maladies goutteuses sera toujours très-difficile à établir.

En général, la goutte, presque constamment, débute par des accidens articulaires avec des douleurs plus ou moins vives. Peu de temps après, arrive l'accès; c'est alors qu'il faut agir, s'entourer de précautions pour diminuer la violence de l'attaque, et la paralyser, s'il est possible.

Lorsque la goutte, bien caractérisée à l'extérieur, veut se porter à l'intérieur, tous les membres sont traversés par une espèce de crampe ou de tiraillement, ou d'un trait de feu. Les intestins, l'éstomac ou le cerveau éprouvent les mêmes sensations; c'est alors qu'il est important de tâcher de la détourner de son irrégularité, pour prévenir une attaque de goutte pernicieuse interne qui pourra occasionner la mort, soit par une apoplexie, la paralysie ou bien des vomissemens violens ou une suffocation. On ne saurait trop apporter d'attention dans le traitement de ces cas, rares, il est vrai, mais qui n'en ont pas moins été observés, et dans lesquels une médication intempestive a toujours été funeste.

CHAPITRE VI.

*Des rapports de la goutte avec les âges,
les sexes et les divers tempéramens.*

En général, la goutte, même hérédi-
taire, n'est point une maladie qui s'a-
dresse à l'enfance ; elle ne s'observe avec
ses véritables caractères que vers la

vingt-cinquième ou trentième année. Cependant des excès vénériens peuvent l'amener avant le temps ordinaire.

Les accès de goutte, vagues, imparfaits, sont ordinairement les premiers que l'on éprouve; ce sont ceux de la jeunesse en général. Si le malade ne peut se mettre au-dessus de la maladie, et au contraire est dominé par elle, il en sera affecté pendant le cours de l'âge viril, à des intervalles de plus en plus rapprochés, sous forme de goutte régulière; puis viendra la goutte chronique que nous avons décrite, puis la viscérale ou rentrée, qui est toujours très-grave, et le partage de la froide vieillesse.

La goutte s'observe beaucoup moins souvent chez les femmes que chez les hommes; elles y sont sujettes plus particulièrement à la cessation des règles. Chez les femmes, c'est une espèce de goutte nerveuse, et chez l'homme elle se présente le plus souvent sous la forme de phelgmasie ou inflammation.

Les divers auteurs qui ont écrit sur la goutte n'ont point assez fait attention aux rapports de cette maladie avec les tempéramens, chose qui cependant était importante à observer. Selon nous, la podagre et ses suites est plus particulièrement le partage des *tempéramens sanguins*. La goutte vague, irrégulière, imparfaite, attaque de préférence le tempérament *nerveux*. Enfin la goutte chronique fixe, et certaines gouttes désignées sous le nom de *froides*, semblent cantonner particulièrement chez les hommes et les femmes d'un tempérament lymphatique, et spécialement assujétis aux flux muqueux, aux engorgemens blancs et aux infiltrations séreuses.

Les habitudes et les professions influent aussi sur cette maladie. Les hommes de lettres y sont fort sujets pour ne pas prendre assez d'exercice ; toutes les professions sédentaires ont eu les mêmes inconvéniens ; mais ce qui contribue puissamment à donner la goutte, ce sont les abus énormes d'alimens et des liqueurs excitantes dont on fait un grand usage dans l'état actuel de ce qu'on appelle la civilisation ; aussi les personnes goutteuses qui se trouvent dans ce dernier cas sont-elles à chaque instant menacées d'une goutte rentrée, d'une gastrite ou apoplexie goutteuse.

Quelques auteurs ont prétendu que la goutte était *contagieuse :* nous nous prononçons pour l'opinion contraire ; mais nous ne répondrions pas aussi affirmativement s'il s'agissait de l'*hérédité*. Il y a des hommes qui paraissent être goutteux, par cela seul que leurs pères l'étaient, leur genre de vie n'admettait aucune des causes connues de la goutte. Beaucoup d'observateurs s'accordent à reconnaître la goutte comme hérédi-taire.

CHAPITRE VII.

Des causes de la goutte.

INDIQUER dans ce chapitre les causes qui donnent lieu au développement de la goutte, c'est en quelque sorte spécifier par avance les moyens de s'y dérober.

Il est des formes de corps qui annoncent communément une prédisposition goutteuse constitutionnelle. En général nous avons remarqué que les corps pleins et robustes, ayant une grosse tête, de gros os et une peau épaisse, sont assez fréquemment sujets aux attaques de goutte.

L'air humide, les changemens brusques de température du chaud au froid, une habitation froide et humide, des vêtemens légers, trop bons conducteurs du calorique, un mauvais coucher, d'où résulte l'impression du froid pendant le sommeil; l'emploi de cosmétiques dangereux qui tendent à supprimer la sueur des pieds et d'autres parties; l'usage inconsidéré de pédiluves froids, et en général des bains froids; l'omission des soins de propreté, qui tendent à débarrasser la peau des excrétions qui s'y amassent et enferment

les pores ; et enfin l'application de re-
percussifs sur des éruptions cutanées ,
telles que les dartres , l'érysipèle, d'astringens sur des hémorrhoïdes , tout
cela doit être mis au nombre des causes
de la goutte. Toutefois nous ne pensons pas que de telles causes, et en
particulier l'impression du froid humide , suffisent pour déterminer la
goutte proprement dite ; mais il faut
cependant convenir que beaucoup d'attaques de goutte , préparées et pour
ainsi dire élaborées silencieusement sous
d'autres influences, se sont manifestées
par la seule impression du froid.

Les causes qui contribuent le plus
directement à développer cette cruelle
maladie , sont une nourriture trop
abondante , tirée surtout des animaux ,
l'usage d'alimens gras, huileux , de ra-
goûts, de viandes épicées et salées, et
en général les alimens de digestions dif-

ficiles ; l'abus des liqueurs spiritueuses et fermentées a parfois fait dévelop-per rapidement des attaques goutteuses, et nous avons remarqué que les per-sonnes adonnées aux vins, liqueurs et boissons échauffantes, conservaient beaucoup plus long-temps et doulou-reusement les accès de goutte.

Une remarque faite par quelques au-teurs qui ont écrit sur la goutte, et dont nous avons mainte fois remarqué la justesse, c'est que quelque temps avant l'invasion d'une attaque de goutte, les excrétions se ralentissent chez le malade, les viscères de l'abdomen font mal leurs fonctions, et les goutteux se plaignent d'avoir été constipés avant leur *attaque.* Les urines sont rares, pâles et décolorées ; les fonctions de la peau, les secrétions particulières des pieds, des aisselles même, et toutes celles qui se rapportent à la transpiration, se font

d'une manière incomplète. Cette dimi
nution de la transpiration ne pourrait
elle pas être envisagée comme la caus.
principal de la goutte?

Les urines de goutteux donnent ordinairement un sédiment crayeux ; quelquefois avant l'attaque le goutteux s'a-
perçoit que ses urines, troubles et mu-
queuses, ont pris une couleur semblable
à de la *limonade ;* qu'elles sont plus
claires et limpides. Ce changement brusque a plus d'une fois servi à des goutteux observateurs pour leur indiquer
l'invasion prochaine d'une attaque qui
les menaçait.

Tout le monde sait que la diminution, la suppression imprudente d'une
hémorrhagie ou d'une évacuation mé-
dicamenteuse, comme d'une saignée
habituelle, d'un cautère, pourraient
être encore des causes déterminantes
de la goutte, chez des individus qui

d'ailleurs y seraient plus ou moins prédisposés.

On a fait mention de la vie sédentaire comme cause très-commune de la goutte, surtout lorsqu'elle succède à une vie très-agissante, par exemple à la vie militaire; les abus vénériens ou leur usage prématuré, la masturbation, une trop grande application à l'étude, les veilles laborieuses et surtout la contention de l'esprit immédiatement après les repas, sont aussi des causes plus ou moins directes de la goutte.

Entre les accidens du régime qui déterminent les attaques de goutte, dans les sujets qui y sont disposés, il n'en est pas dont l'effet soit plus soudain que celui des violentes passions de l'âme. Nous avons vu plusieurs cas où des mouvemens de colère ont déterminé dans l'instant un accès de goutte dont l'action était si forte que le malade n'avait pas la force de regagner son lit et qu'il fallait l'y porter. Les inquiétudes, les peines, enfin toutes les affections tristes, ont aussi la goutte pour résultat; mais elles l'amènent plus lentement; au contraire, la méditation profonde paraît avoir sur la production de la goutte une influence assez active.

On pense bien que les causes de la goutte chronique des articulations ne sont autres que celles de la goutte aiguë régulière, mais modifiées cependant par les suivantes : la faiblesse locale des articulations résultant des attaques antécédentes de goutte, un traitement qui a ajouté à cette faiblesse locale ou l'a même déterminée, un affaiblissement général de la constitution qui entraîne avec lui cette débilité particulière, l'absence d'un bon traitement propre à combattre la maladie dès son invasion, la présence de nodosités et de tophus ou même une simple roideur de l'articulation occasionnée par les attaques de goutte qui ont précédé.

Les causes les plus souvent observées de la goutte *rentrée* ou *remontée* sont : l'application d'astringens ou du froid sur la tumeur qui se forme ordinairement dans la goutte aiguë ou au contraire, l'application d'une chaleur trop vive sous les pieds ; ainsi, de pédivules trop chauds, de vives irritations internes provoquées par des médicamens échauffans, en général assez mal employés, la saignée du bras faite dans le temps de l'attaque goutteuse, ont suffi pour occasionner cet accident, comme nous l'avons suffisamment démontré, toujours à craindre et dont les suites sont parfois si funestes. Nous devons mettre aussi au nombre des causes qui peuvent faire remonter la goutte par elle-même, une mauvaise nouvelle annoncée subitement et en général une affection morale à-la-fois vive et pénible.

Telles sont les causes les plus ordinaires et les plus généralement reconnues des différentes causes de la goutte ; il nous reste encore l'indication de certains faits particuliers propres à exciter la vigilance du lecteur ; nous allons rapidement les faire connaître.

On a vu la goutte se transporter au cerveau chez des individus qui étaient prédisposés, sous la seule excitation des sternutatoires ; un long usage des amers, administrés dans l'intention de faire cesser la goutte, l'a déterminée sur l'estomac; une diète trop sévère, remplaçant immédiatement un régime succulent, a eu de semblables résultats.

On a souvent confondu la goutte avec le rhumatisme, et le rhumatisme avec la goutte ; on a été long-temps embarrassé pour bien établir la différence entre ces deux maladies ; on supposait que le rhumatisme n'était précédé d'aucun signe précurseur, et qu'il n'en était pas de même de l'attaque de goutte ; mais ce diagnostic peut être contesté ; en effet, le rhumatisme aigu entraîne, tout comme la goutte, des préludes de malaise, et souvent même des troubles très-marqués dans les fonctions digestives.

On a dit que, dans la goutte, la tumeur succédait toujours à la douleur, et que, dans le rhumatisme au contraire, la tumeur et la douleur se montraient à-la-fois ; mais, dans la goutte aiguë, souvent on n'observe aucune tumeur ; de même dans le rhumatisme chronique. On voit combien ces signes sont peu rationels. Nous proproserons une autre moyen de diagnostic qui paraîtra au lecteur beaucoup plus certain, c'est celui-ci : dans la goutte articulaire et quelquefois même dans la goutte interne, la douleur existe sous la forme d'un point, d'un aiguillon plus ou moins vivement enfoncé, tandis que, dans le rhumatisme, la douleur est étendue, large pour ainsi dire, et embrasse toute la partie affectée ; c'est ce que l'on observe très-souvent ; nous ne donnons pas ce moyen de diagnostic comme préférable à la plupart de ceux qui ont été employés, mais nous devons à la vérité de dire, qu'il n'est point irréprochable.

La cause du rhumatisme est le plus souvent l'application intempestive du froid à notre économie, tandis que la goutte est le résultat des causes diverses que nous venons d'exposer tout à l'heure. Mais il existe des *gouttes rhumatismales*, des *rhumatismes goutteux*, affections mixtes dont le traitement, à part quelques légères modifications, diffère peu de celui que nous indiquerons.

CHATITRE VIII.

Traitement empirique de la goutte.

LE croirait-on? la simple liste des remèdes qui ont été employés contre la goutte depuis les anciens jusqu'à nous suffirait pour former un énorme volume, dont la plus grande partie nous montrerait des remèdes inefficaces ou dangereux, ou bizarres, indigestes et monstrueux. Nous manquerions à notre promesse si nous faisions connaître la nomenclature de ces remèdes si vantés encore de nos jours, et ces inutiles découvertes prétendues nouvelles.

Nous ne parlerons pas des spécifiques anti-goutteux que les charlatans ne manquent pas journellement de nous donner comme tels, bien que les prétendues merveilles qu'ils opèrent se présentent à nous étayées de nombreux certificats ; car on ne doit point s'arrêter, a dit avec sagesse un homme de mérite, à des témoignages trompeurs ou aux sermens mêmes d'hommes respectables et désintéressés, espèce de preuve que rejettent tous ceux qui entendent le sùjet, et qui savent que les attestations et les sermens en faveur d'un fait médical sont toujours plus importans et plus nom-

breux en raison de ce que le fait est dou-
teux ou faux, et que le nombre des spécifiques et l'*évidence* en leur faveur se
multiplient exactement en proportion
de l'incurabilité de la maladie ; voyez,
par exemple, l'inflammation ordinaire.
Pour diminuer cette affection, il y a
peu de remèdes bien prônés, tandis que
pour l'inflammation scrofuleuse, qui est
beaucoup moins traitable, les charlatans
guérisseurs et le nombre des remèdes
vantés est fort grand ; pour la goutte,
les spécifiques infaillibles sont innom-
brables, une découverte vraie n'a pas
besoin de l'aide des sermens ni du té-
moignage zélé de personnes officieuses.

Nous nous bornerons donc à examiner
ici quelques-uns de ces spécifiques que
nous distinguons entre les autres, et dont
nous avons même par fois fait usage
avec quelque succès. Ce sont : le *cata-*
plasme de Pradier, le *remède de Paulmier,*

l'*eau d'Husson* et le *remède de Tavarès*, ou mieux celui de *Held*.

Les spécifiques anti-goutteux sont ou employés à l'extérieur ou administrés intérieurement ; nous allons commencer par examiner les topiques, qui, en général, sont d'un effet si dangereux dans la goutte articulaire aïgue ; ce sera de suite indiquer au lecteur le jugement qu'il doit porter de ces nombreux prétendus spécifiques anti-goutteux que nous passerons sous silence. En effet, beaucoup d'entre eux sont des applications astringentes ou huileuses, ou narcotiques, ou camphrées ; or, de telles applications ne sont point sans de notables inconvéniens.

Les applications astringentes sont toujours dangereuses dans la goutte ; les exemples ne nous manqueraient point si nous voulions en citer ; nous pourrions même lenr attribuer une grande quantité

6

de ces gouttes rentrées et répercutées qui ont eu des résultats si funestes.

Les topiques que l'on peut employer avec quelque succès sont ceux qui sont légèrement résolutifs et propres à dissiper la goutte par une abondante transpiration locale. C'est à ce genre de cataplasme qu'appartient celui de *Pradier*. Ce remède est ainsi composé :

Prenez : Baume de la Mecque,	6 onces ;
Quinquina rouge,	1 once ;
Safran,	1/2 once ;
Sauge,	1 once ;
Salsepareille,	1 once ;
Alcool réctifié,	3 livres.

On fait dissoudre, à part, le baume de la Mecque dans le tiers de l'alcool ; on fait mascérer dans le reste de l'alcool les autres substances pendant deux fois vingt-quatre heures ; on filtre et on mêle ensuite les deux liqueurs. Quand on veut s'en servir, on mêle la teinture obtenue avec deux ou trois fois autant d'eau de chaux ; on agite la bouteille au moment de s'en servir, afin de mêler le précipité qui se fait.

Quand on veut employer ce remède, on prépare un cataplasme de farine de lin qu'on étend bien chaud, et épais d'environ un doigt, sur une serviette, pour en envelopper la partie. Il faut que le cataplasme soit très-visqueux ; quand on le prépare pour en envelopper les deux jambes et les pieds jusqu'au dessous des genoux, il doit employer trois livres de farine de graine de lin. Lorsque le cataplasme est dressé et aussi chaud que le malade pourra l'endurer, on verse à sa surface deux onces environ, sur cha-cun, de la liqueur préparée ; on l'étend sur tout le cataplasme, de manière à ce qu'elle soit également répartie sans être imbibée ; on passe le cataplasme sous le

membre, et on l'en recouvre complètement ; on enveloppe le tout avec des flanelles ou des taffetas gommés , pour conserver la chaleur de l'appareil, et on
l'assujétit avec des bandes. On ne chan-
gera ordinairement ce cataplasme qu'au
bout de vingt-quatre heures.

Sous le rapport de la composition , ce
remède n'est autre , comme on le voit,
qu'un cataplasme en partie émollient et
en partie tonique ; c'est à cela qu'il se réduit ; car le caractère qui le distingue
d'autres cataplasmes semblables qui ont
été employés dans la goutte , c'est qu'il
est étendu à une assez grande partie de la
surface du corps ; ces cataplasmes augmentent la transpiration locale dans une
mesure qui est en rapport avec la surface qu'ils recouvrent. Celui-ci doit donc
exciter une assez grande transpiration,
propriété d'où résultent des avantages et
des inconvéniens.

Ce remède serait encore d'un emploi assez incertain, si des patriciens tels que MM. Chaussier et Hallé ne s'étaient appliqués à en apprécier tous les effets. Nous allons en faire connaître l'efficacité d'après ces deux profonds observateurs, en y joignant le fruit de nos propres observations, et nous indiquerons les diverses modifications que nous avons fait subir à ce cataplasme. Le premier effet du cataplasme de Pradier est de produire presque instantanément une espèce de calme. Ce cataplasme, qui s'élève jusqu'au-dessous du genou, doit agir d'abord comme émollient, à peu près comme un bain d'eau chaude qui s'élèverait presqu'au même point, et qui serait long-temps prolongé. Le malade qui vient d'avoir un accès qui l'a beaucoup agité, qui lui a enlevé le sommeil, voit cette insomnie se dissiper, cette insomnie cesser par la seule application de ce remède.

A la levée de l'appareil, dix-huit ou vingt-quatre heures après, la peau est amollie, humectée; la peau de la plante des pieds, ou selon le lieu de l'application, est ridée; une transsudation humide, blanchâtre, se trouve, soit à la surface de la peau, soit à celle du cataplasme; en la ratissant légèrement avec une lame de couteau, on enlève de la même matière qui paraît être profondement accumulée dans les pores. Cette matière est épaisse, blanche et a quelque ressemblance avec du suif amolli par la chaleur; elle est formée des débris accumulés de l'épiderme, humectés par le cataplasme, et s'observe surtout à la plante des pieds, où les débris sont plus abondans que partout ailleurs. Un simple cataplasme émollient, fait avec la farine de lin toute seule, produit les mêmes effets. L'exsudation dont nous venons de parler paraît seulement être un peu plus abondante lorsque le cataplasme est chargé de la teinture alkoolique.

Nous avons remarqué qu'à la levée des cataplasmes une fétidité toute particulière se développait, et une amélioration sensible dans l'état des goutteux s'est constamment présentée à l'époque du développement de cette odeur fétide ; elle peut donc être regardée comme la nouvelle d'une amélioration notable.

Le cataplasme de Pradier, tel que nous venons d'en donner la composition, ne laisse pas que d'être douloureux ; cette douleur est même parfois tellement forte, qu'elle surpasse de beaucoup l'intensité de douleurs ordinaires de goutte articulaire ; nous avons connu plusieurs malades qui ont mieux aimé renoncer au remède que de continuer à l'eprouver. Il fait ordinairement ressentir une chaleur brûlante qui, dans les applications inférieures, se porte spécialement à la plante du pied ou au talon. Chez quelques goutteux, au contraire, la douleur leur paraît légère, et se borne à un sentiment désagréable dans les mêmes parties, avec chaleur et abattement, ou comparée par eux à un simple picottement.

Nous avons retiré de bons effets de l'application de simples cataplasmes de farine de lin dans les accès de goutte très-intense ; ils provoquaient et en réalisaient l'attaque. Dans ces cas, rarement à la première application, plus souvent à la seconde, ordinairement à la troisième, il se forme une attaque de goutte sur l'articulation d'un des pieds sur lesquels l'application a été faite.

Dans la goutte irrégulière et chronique, le cataplasme de Pradier nous a été utile ; il semblait provoquer l'attaque de goutte que n'aurait marché que lente-ment, et partant la rendait plus rapide ; il dirigeait sur les pieds toute la matière morbifique, l'y fixait et avait l'avantage d'empêcher cette goutte irrégulière de se porter à l'intérieur.

On voit qu'ici c'est la teinture aromatique tonique qui opère les effets que nous venons d'indiquer ; l'eau de chaux qui existe dans le remède de Pradier est tout-à-fait inutile ; quant à nous, nous faisons usage avec un succès complet de cataplasme émolliens, étendus sur toutes les articulations malades que nous arrosons avec une teinture de gentiane et de safran. Ce simple médicament a tous les effets généraux et particuliers observés après les applications du remède de Pradier. Divers médecins recommandables ont été témoins de nos succès, et ont mis notre procédé en usage toujours avec les mêmes avantages.

Le *remède de Paulmier*, qui fut un médecin observateur, n'a place ici, dans ce chapitre intitulé *du Traitement empirique de la goutte*, que parce que son auteur le regardait comme spécifique, et qu'il pensait que son application pouvait suffire dans beaucoup de cas de gouttes des articulations. Ce moyen, que nous avons expérimenté avec succès, est l'application réitérée des sangsues sur les parties affectées de la goutte. Cette application doit être faite en se conformant aux précautions que recommande Paulmier, et qui consistent, d'après lui, à faire choix d'abord de sangsues saines, à les appliquer dans le temps précis où l'on aperçoit la moindre rougeur et la moindre tumeur, à ne pas craindre de réitérer les applications jusqu'à ce que tous les symptômes de la goutte soient dissipés, et que la douleur en particulier ait cessé ou soit au moins beaucoup diminuée.

Quant à la quantité des sangsues, elle doit varier pour l'étendue et l'intensité de l'affection. Paulmier en a fait appliquer jusqu'à vingt, trente et même plus, à la première fois ; il faut en diminuer la quantité à mesure que les accidens diminuent. Il arrive quelquefois, après la première application, que la douleur augmente au lieu de diminuer : c'est un signe, dit Paulmier, que l'humeur goutteuse est attirée snr ce point. Continuez sans crainte l'application des sangsues, jusqu'à ce que la tumeur et les autres symptômes de la goutte soient dissipés entièrement. Lorsque les sangsues sont détachées, on laisse couler le sang, jusqu'à ce que les petits vaisseaux ouverts n'en fournissent plus, puis on mét sur la partie une compresse pliée en plusieurs doubles. Paulmier défend, comme une pratique dangereuse, d'arrêter le sang avec des astringens, ou le liége brûlé, ou autres moyens quelconques ; il a vu des accidens fâcheux en résulter.

C'est aussi, selon lui, *une indiscrétion bien grande* de mettre dans l'eau tiède le pied ou la main où l'on aura appliqué les sangsues ; il a remarqué que la faiblesse locale qui reste après l'accès de goutte, en devenait beaucoup plus considérable et durait bien plus long-temps. Il a observé enfin que le lieu des piqûres des sangsues devenait quelquefois le siége d'une démangeaison très-vive et très-importune ; il la regarde comme un bon signe, comme un *messager fidèle* qui annonce la cessation entière de l'accès, et défend d'y mettre aucun topique gras et huileux.

L'eau médicinale d'Husson agit à la manière des purgatifs drastiques ; ce remède n'est autre que la teinture de colchique

et de gratiole; rarement utiles, les purgatifs, et celui qui particulièrement
nous occupe, sont toujours nuisibles
dans les attaques de goutte; nous ne saurions trop en bannir l'usage funeste. On
doit ne se servir qu'avec précaution des
substances purgatives : on les a vu produire des vomissemens, des sueurs froides, des superpurgations qu'on a été
obligé d'arrêter à l'aide de l'opium; la
faiblesse est extrême, et les douleurs de
la goutte après leur usage, et particulièrement de l'eau d'Husson, ont été
augmentées et sont peut-être devenues
plus cruelles et plus opiniâtres.

Remède de Held. Ce remède n'est autre
chose que du quinquina administré à
hautes doses. Held l'a employé avec des
succès si remarquables, qu'il ne manqua
pas de le regarder comme un spécifique
anti-goutteux.

Nous devons le dire à la honte des

médecins qui, en grande partie, ont regardé jusqu'à présent la goutte comme
une maladie incurable : à peine s'ils se
sont donné le soin de constater les
résultats obtenus par Held. J'ai été conduit à en reconnaître les bons effets sur
un malade atteint d'une fièvre intermit-
tente et sujet à des attaques de goutte
éloignées; j'employais le quinquina au
moment où la goutte se déclara chez lui;
j'avais conseillé le quinquina uni aux
amers. Je ne vis point le malade, étant
absent de Paris pour quelques jours.
L'attaque de goutte, me dit-il à mon
retour, ne fut ni aussi violente, ni aussi
longue qu'à l'ordinaire, et la fièvre dis-
parut en même temps que l'accès goutteux.

Nous devons en conclure de là que le
remède de Held peut être un excellent
moyen de guérison lorsqu'on l'emploie
avec sagesse et prudence. Mais pour

l'employer dans tous les cas avec sécurité, il faudrait que ce remède fût soumis dans sa simplicité, dans ses modifications, à des expériences réitérées, dirigées et accomplies avec art. C'est bien ici le cas de renouveler le vœu formé par notre honorable confrère, M. Guilbert, auteur de l'article remarquable sur la goutte dans le grand Dictionnaire des Sciences médicales, et que nous avons souvent consulté, qui désirerait que les remèdes secrets, non-seulement nouveaux, mais encore les anciens et vulgaires, fussent expérimentés avec sagacité et patience par une société de médecins savans; tous les médecins éclairés et de bonne foi forment un vœu semblable : au lieu donc de rêver pour les écoles de médecine en France, et pour la pratique de l'art de guerir, des changemens puérils et inutiles et profitables à quelques individus seulement (1), ne serait-il pas temps de créer auprès de chaque école une commission chargée de suivre de telles expériences ; alors, on donnerait de solides et véritables fondemens à la médecine pratique, et l'humanité verrait avec joie s'accomplir un projet dont l'exécution est depuis long-temps réclamée par les tâtonnemens des médecins et les cris des malades, pour ne pas dire le silence des morts!

(1) *Note de l'Editeur.* L'auteur a prétendu faire allusion aux conseils de discipline, qu'il est question d'organiser en France, et dont il s'est montré le plus vigoureux adversaire dans une foule de divers articles, tant dans les feuilles politiques quotidiennes que dans quelques journaux de médecine.

CHAPITRE IX.

Traitement curatif et méthodique de la goutte aiguë et chronique.

Il est temps d'arriver au chapitre qui doit le plus intéresser nos lecteurs. Les prétendus spécifiques ne peuvent être utiles qu'en les employant méthodiquement, ou en les employant avec cette sagacité et cette prudence qui doivent toujours distinguer le véritable observateur.

La goutte n'a point de spécifiques reconnus ; elle demande être traitée, nonseulement pendant l'attaque et au moment des douleurs , mais encore lorsqu'elles ont cessé, afin d'en prévenir le retour ; nous allons donc nous occuper du traitement curatif et méthodique de la goutte , et nous déterminerons ensuite le traitement préservatif de cette cruelle affection.

Si les goutteux , quand se montrent les signes précurseurs de cette maladie, appellent l'hygiène à leur secours, elle leur conseillera de se dérober au froid humide , de prendre des vêtemens plus épais et plus chauds , d'éviter les alimens gras , les indigestes ; de se borner à des alimens de facile digestion et pris en pe

tite quantité, d'exciter toutes les sécré-
tions, en particulier celle de la peau,
de régler ses exercices et son sommeil,
de renoncer aux veilles laborieuses,
comme à celles que les plaisirs prolon-
gent ; elle lui dira de tenir son âme en
paix et libre de toute affection triste ,
afin de se dérober à toutes les causes insalubres qui l'ont influencé trop long-
temps.

S'il existe des signes bien certains
d'embarras gastrique ou intestinal, on
pourra donner au malade , à l'imitation
de médecins fort habiles, un émétique
faible, l'ipécacuanha, par exemple, et
rendre le ventre libre au moyen des
purgatifs les plus doux, une once d'huile
de ricin dans deux tasses de bouillon
coupé, ou bien l'*électuaire lénitif sulfuré
de Stoll*. Ce praticien faisait prendre ce
laxatif le soir ; d'autres fois, il se bornait
à conseiller quelques grains de rhubarbe

avant le dîner. Si, au contraire, le malade est faible, et si des excès dans l'usage des liqueurs alkooliques n'ont point provoqué son mal, il ferait bien d'exciter ses forces en lui faisant boire un peu plus de vin qu'à l'ordinaire, du vieux Bordeaux, par exemple ; d'assaisonner ses alimens, de lui donner quelques amers, quelques légers cordiaux : ces moyens, employés avec circonspection, nous ont plus d'une fois rendu maître de l'attaque goutteuse, en lui donnant une bonne direction, et ont préservé les viscères intérieurs de toute espèce d'accès rentrés, ou goutte remontée.

Nous employons parfois un traitement perturbateur. Avant de passer outre, il faut que nos lecteurs sachent que le mot *perturbateur* n'est point entendu en médecine dans le sens vulgaire ; aussi ne doit-il pas être pris en mauvaise part ; un traitement perturba-

teur est simplement un traitement puissant qui opère de grands et prompts
changemens : *perturbation* est en médecine à peu près synonyme de *révolution.*
Il y a des révolutions et des perturbations funestes ; il y en a d'heureuses, au
contraire, et qui changent subitement
le mal en bien. Lorsqu'on a lieu de
croire que l'attaque de goutte est instante et va se déclarer immédiatement,
de fortes saignées faites avec la lancette
ont été d'un grand succès ; nous avouons
cependant que nous n'oserions pas nous
confier à une telle pratique ; nous préférons beaucoup mieux avoir recours à
l'application des sangsues qui toujours,
dans une attaque de goutte commençante, violente et douloureuse, sont
très-utiles pour la ramener à un degré
convenable. Ce remède est assez généralement adopté depuis *Paulmier,* qui,
comme nous l'avons dit, recommande de

les appliquer aussi souvent et en aussi grand nombre qu'il peut être indiqué.

Un moyen perturbateur est, sans contredit, l'application du froid et de la glace sur les extrémités articulaires qui viennent d'être prises par la goutte. Nous avons vu chez de jeunes sujets, sains et vigoureux d'ailleurs, et qui ressentaient les premières atteintes de la goutte, ces moyens faire disparaître des attaques de goutte; nous devons dire aussi que les suites de cette méthode perturbatrice ont été fâcheuses; plus tard, ils ont été assaillis par des affections articulaires d'une nature inquiétante et d'une guérison longue et difficile. Heureux s'ils n'éprouvent pas les effets redoutables et souvent mortels de la goutte remontée!

Il est cependant une manière d'employer le froid dans la goutte, qui ne saurait avoir des résultats bien fâcheux, et qui souvent est utile. Lorsque l'inflammation articulaire est vive[1], le mouvement vers les extrémités bien décidé , et que le malade fort et peu susceptible, paraît à l'abri des rétrocessions , on peut, pour diminuer la douleur et la chaleur extrêmes dont il se plaint, laisser tomber lentement, et goutte à goutte, de l'eau froide sur la partie enflammée , pendant un espace de temps plus ou moins court ; après cette espèce de petite douche, la partie malade est essuyée doucement et avec soin, puis enveloppée convenablement. Cette irrigation froide produit en effet une diminution immédiate de la douleur et de la chaleur, et consécutivement une moiteur plus ou moins marquée. Or, ce phénomène est un de ceux que la nature développe ; et un des moyens qu'elle emploie pour améliorer et terminer les affections goutteuses.

On a conseillé aussi de donner des boissons à la glace, soit pour prévenir l'accès de goutte, soit même pour le guérir ; nous n'aurons pas plus recours à cette pratique qu'à celle de *M. Cadet Devaux,* qui a été si vantée et qui consiste à gorger le malade de quarante-huit verres d'eau chaude, ni plus ni moins, chaque verre contenant six onces d'eau, que l'on fait prendre au goutteux de quart-d'heure en quart-d'heure.

Voici les moyens que nous indiquerons durant le cours de l'attaque. Si l'attaque de goutte commençante a été convenablement traitée, si elle existe ou a été amenée à un état modéré par l'application répétée des sangsues, et les cataplasmes émolliens de graines de lin, les soins à donner durant son cours se réduisaient à l'abstinence, au repos, à l'application des flanelles et à la patience.

Si la fièvre est trop élevée, une saignée légère peut être pratiquée sur les extrémités inférieures , les sangsues remplissent cet objet; si elle est modérée, il ne s'agit que de l'entretenir à ce point par un régime bien ordonné.

Quant aux alimens en particulier, ils doivent être, dans les premiers temps, tirés des végétaux, les nourritures animales ne pouvant qu'augmenter les douleurs; ils doivent être légers, pris en petite quantité et sous la forme liquide de préférence : plus tard, on donnera une nourriture un peu plus substantielle, comme du bouillon de veau et de poulet, du chocolat, des fécules, etc. En général, les alimens seront toujours mesurés sur l'intensité de la fièvre. Pour prévenir les langueurs d'estomac, qui reviennent souvent dans le cours de l'attaque, on peut faire prendre quelques cuillerées de panades aromatisées , quelques légers cordiaux même, un peu de vin de Bordeaux vieux ou du Malaga. Bien entendu que ce sera toujours dans les rémissions de la fièvre que doit être donnée cette nourriture.

Il est très-important que les évacuations s'effectuent dans une juste mesure. Si, par exemple, la sueur continuait pendant la rémission de la fièvre et d'une manière excessive, avec soif, inquiétudes, etc., on la diminuerait en faisant donner un lavement, en ôtant au malade tout aliment échauffant, en le couvrant légèrement après l'avoir bien essuyé, en le faisant placer sur son séant, ou même en lui faisant quitter le lit pour quelques heures. Si, au contraire, la sueur et les autres évacuations n'étaient que trop faiblement produits, on les aiderait, en tenant le malade bien couvert dans son lit, pendant tout le temps de la fièvre, en lui faisant prendre le rob de sureau au miel, avec addition de nitre, et en pratiquant sur la fin de l'accès des frictions sur la peau.

Si l'on s'aperçoit que la fièvre est faible et imparfaite, on se trouvera bien de la décoction du quinquina unie à l'acétate d'ammoniaque. Cette médication nous a été singulièrement utile dans les attaques de goutte où les mouvemens fébriles étaient trop faibles et finissaient trop tôt ; en sorte que les crises qu'elle amenait ordinairement étaient presque nulles ; dans ces cas particuliers, où les urines sont pâles et peu abondantes, où la tumeur érysipélateuse qui succède à la douleur des paroxysmes s'élève lentement, et en général où le malade est faible, nous avons eu recours avec quelque avantage à l'emploi des frictions sur les articulations goutteuses, avec la teinture de cantharides. C'est particulièrement de la douleur que les goutteux demandent avec instance d'être délivrés.

La patience vaudrait mieux sans doute que beaucoup de remèdes incertains, inventés pour la soulager ; mais il y a des hommes chez lesquels la douleur qu'ils éprouvent actuellement, est plus difficile à supporter que l'application du fer et du feu, que toute autre douleur de leur choix, et auxquels il faut des remèdes quelconques.

Parmi les moyens qui peuvent adoucir la douleur sans troubler les mouvemens de la nature et sans nuire au malade ; il faut mettre au premier rang les bains de vapeur auxquels on expose la partie affectée. Ce bain est suivi d'une transpiration abondante sur cette partie, et d'une augmentation de son gonflement, ce qui modère la douleur. Des fumigations sulfureuses ou d'herbes aromatiques procurent à peu près les mêmes résultats, nous en faisons très-souvent usage et avec un constant succès. L'immersion des jambes dans l'eau tiède suffit souvent pour soulager. On s'est servi quelquefois de feuilles de frêne, de bouleau, de tilleul, etc., qu'il faut préliminairement faire chauffer au four, ou dans un grand vase convenable ; ensuite on met le malade dans une baignoire, sur un lit épais de ces feuilles. On recouvre, d'autres feuilles également chaudes, ses pieds, ses jambes et ses cuisses ; il en résulte une transpiration considérable qui a guéri des accès fort douloureux. On a prétendu retirer un grand soulagement en développant les extrémités affectées avec des animaux ouverts vivans : pourquoi n'accepterions-nous pas le remède qui nous a été donné par le bon La Fontaine dans une de ses fables :

D'un loup écorché vif, appliquez-vous la peau
Toute chaude et toute fumante,

dit le renard ,

Au lion décrépit, goutteux, n'en pouvant plus.

Pour nous, le moyen que nous avons adopté dans ces cas si fréquens où il s'agit de calmer les vives douleurs des malades, c'est un bain de pieds dans l'eau médiocrement chaude et chargée d'herbes aromatiques ; on peut y ajouter si l'on veut un demi verre d'eau-de-vie ou de rhum ; ce moyen si simple et si facile à mettre en pratique nous a réussi constamment.

Sur la fin de l'attaque de goutte, les paroxismes diminuent d'intensité, les rémissions deviennent plus marquées, et enfin toute la fièvre cesse, l'appétit et le sommeil la remplacent. Dès lors il faut lever le podagre, il faut même qu'il commence à se servir de ses pieds, bien qu'avec des douleurs quelquefois encore assez vives.

On ne doit point attendre le déclin de la goutte pour obliger le goutteux à faire de l'exercice, en voiture au moins; c'est à l'exercice que les articulations doivent de reprendre leur jeu et leur mobilité, les douleurs mêmes s'appaisent et disparaissent entièrement, et les personnes atteintes d'une affection goutteuse éprouvent bientôt que le mouvement de la voiture leur causent bien moins de douleur qu'elles n'en ressentaient lorsqu'elles demeuraient à la maison, assises dans une chaise ou étendues sur leur lit de douleur.

On a encore donné à l'intérieur, sur la fin de l'attaque de goutte, les décoctions sudorifiques de squine, de sassafras, de salsepareille, coupées avec le lait; ces moyens semblent concourir à opérer une terminaison plus prompte et plus complète de l'attaque.

Nous avons un avis important à donner

aux goutteux; c'est que, dans la convalescence d'une attaque de goutte quelconque, le goutteux est plus susceptible d'une nouvelle attaque; alors des causes extrêmement légères la déterminent : des purgatifs administrés intempestivement, s'exposer au froid humide, sont autant de causes qui ont suffi pour rappeler des attaques plus violentes encore que les premières.

Traitement de l'attaque de goutte chronique.

Ce que nous venons de dire sur l'attaque de goutte aiguë, renferme la plupart des notions qui doivent nous guider dans le traitement de l'attaque de goutte chronique; nous nous dispenserons donc de les représenter ici, notre tâche se réduira à exposer le traitement des divers engorgemens goutteux qui embarrassent le déclin des attaques de goutte chronique, mais auparavant, nous devons dire un mot des remèdes propres à dissiper certains symptômes, quelquefois fort à charge aux malades, et dont ils demandent à grands cris à être délivrés : l'empirisme a offert une foule de remèdes pour cela ; on les a prodigués sans discernement. Nous réduirons cette surabondance dangereuse à un petit nombre de remèdes éprouvés.

Dans le cours d'une attaque de goutte chronique, dans cette longue carrière de douleurs, les divers symptômes gastriques se font sentir quelquefois d'une manière extrêmement pénible. Les antispasmodiques nous ont paru remédier à ces maux plus sûrement que la plupart des autres remèdes ; aussi l'éther sulfurique, l'esprit de menthe poivré, les amers, le quinquina, le vulnéraire et les vins généreux pris modérément, ont eu de bons et efficaces résultats.

Un enduit grisâtre de la langue, quelquefois mêlé d'une teinte jaunâtre, est un symptôme ordinaire chez les goutteux; cependant, ce symptôme, réuni à la perte absolue de l'appétit, persuade à plusieurs qu'ils ont le plus grand besoin d'être purgés; mais, nous l'avons déjà dit, les purgatifs n'ont été utiles aux goutteux que dans des circonstances toutes particulières; lorsque nous avons été forcés d'employer les purgatifs dans la goutte, nous leur avons associé des anti-spasmodiques; par exemple, nous les avons fait prendre dans une potion éthérée, ou dans plusieurs onces d'eau de menthe poivrée.

Les vomitifs sont moins dangereux que les purgatifs dans la goutte; cette différence entre deux moyens qui se ressemblent si fort, semble tenir entre autres choses à ce que le vomitif a de plus que le purgatif un effet marqué sur la peau, un effet diaphorétique.

La sécheresse, l'aridité de la peau, ou au contraire des moiteurs passagères et incomplètes, sont des symptômes qui offrent à bien des goutteux l'occasion de nous demander avec les plus vives instances l'emploi des diaphorétiques à leur égard; quelques-uns ont été rhumatisans autrefois, les sueurs les ont délivrés de douleurs aussi vives; ils voudraient que de nouvelles sueurs vinssent à leur secours : il n'y a point d'inconvénient à en prescrire l'usage dans le traitement de la goutte chronique, ou le plus souvent il n'existe ni fièvre, ni aucun caractère d'inflamation; nous employons principalement comme diaphorétique, la gomme de résine de gayac et le souffre, médicamens précieux qui tiennent le ventre libre, en même temps qu'ils poussent efficacement à la transpiration. C'est en les unissant à un régime doux, en les faisant prendre dans un véhicule émollient, par exemple le lait, qu'ils ont été très-utiles à des individus dont le tempérament s'éloignait plus ou moins du lymphatique.

Quelques attaques de goutte chronique sont marqués par un symptôme fâcheux et inquiétant, par des accès de faiblesse ou d'oppression, qui ont quelques teintes de la syncope, de l'angine de poitrine ; les antispasmodique forts y ont eu des succès.

Les crampes qu'éprouvent certains goutteux sont extrêmement multipliées et douloureuses, et l'on ne sait comment y porter remède. Nous avons vu des podagres qui étaient forcés par les crampes de quitter leur lit et de demeurer dans un fauteuil où on leur aidait à manger et à boire; ils ont recouvert le repos et la faculté d'agir et de se mouvoir, en portant à la partie inférieure et supérieure des bras, des cuisses et des jambes, des bandes médiocrement serrées, en forme de bracelets et de jarretières.

Le symptôme de la douleur n'est, dans la goutte chronique, ni moins pénible, ni moins opiniâtre qu'ailleurs : outre les moyens physiques propres à l'appaiser dont nous avons déjà parlé, des moyens que l'on appelle aujourd'hui moraux, ne sont pas sans une action marquée sur la douleur goutteuse; en effet, on a vu des goutteux qui, au milieu de leurs plaintes et de leurs cris, frappés par un récit qui les intéressait vivement, sautaient hors de leurs lits et marchaient dans leur chambre comme s'ils étaient quittes de la goutte. Tout le monde connaît cette histoire que rapporte Fabrice de Hilden, d'un goutteux qui s'était fait beaucoup d'ennemis par sa mauvaise langue, et qui fut visité dans un des paroxysmes de sa maladie par un homme masqué, déguisé en spectre, lequel l'enleva de son lit, le mit sur son dos, et, ainsi chargé, descendit les escaliers en secouant sur tous les dégrés les pieds entrepris et douloureux du podagre médisant : en vain il poussait les cris les plus plaintifs, le prétendu spectre continua son opération jusqu'au bas de l'escalier, et là il déposa le patient par terre. Aussitôt notre goutteux, qui, la minute d'auparavant, ne pouvait même se tenir sur ses pieds, se relève, s'enfuit en remontant les degrés avec rapidité, ouvre ses fenêtres et remplit le voisinage de toutes ses clameurs. D'ailleurs, ajoute cet auteur, il n'éprouvait plus de douleurs et fut pour long-temps guéri de la goutte.

Un moyen plus doux, et que nous conseillerons aux goutteux, la musique, a produit chez des hommes sensibles à sa puissance une diminution ou même une suspension de la douleur qui les tourmentait. On peut donc recourir, non sans espérance de succès, aux douces influences de la musique, quand il s'agit de personnes qui la goûtent avec délices, et sont vraiment susceptibles d'être affectées par elle ; nous connaissons un célèbre compositeur, sujet à la goutte, qui nous assure que ses douleurs sont suspendues pendant des heures entières, lorsque sa fille, excellente pianiste, exécute sur cet instrument ses brillantes variations.

Un autre genre de puissance, celle de l'amour-propre exalté, fait dire au stoïque, dans un accès de goutte et de fanatisme philosophique : « *Non, goutte, tu « n'est point un mal.* » Placé entre tous les extrêmes., l'homme sage ne se dissimule point la souffrance ; il en ressent l'aiguillon, mais il sait qu'il faut obéir à la nécessité : il se résigne, il souffre avec patience, et ses douleurs en deviennent plus légères :

> *Durum : sed levius fit patientiâ,*
> *Quidquid corrigere est nefas.*
>
> HORACE.

Il n'y a point d'illusion en ceci, et nous avons été à même de reconnaître sensiblement les bienfaits de la patience et l'adoucissement réel qu'elle apporte à la douleur.

C'est donc au médecin prudent et sage à savoir employer, autant qu'il est en lui, ces divers moyens moraux pour le soulagement du malade qui s'est confié à ses soins : il doit mépriser ceux par lesquels on peut abuser de la crédulité de l'homme ou le porter à l'extravagance : il défendra l'emploi de ceux qui exposeraient le malade à des perturbations violentes et dangereuses ; il lui appliquera de préférence une espèce de méthode vraiment philosophique qui consiste, au contraire, à le protéger et à le servir, en ne lui offrant que des notions vraies, en lui donnant une idée juste du mal qu'il endure, et en éloignant de lui les idées funestes dont une imagination aigrie pourrait offusquer son courage.

Nous allons indiquer le traitement qui convient dans les divers engorgemens goutteux des extrémités, symptômes qui s'opposent souvent à la terminaison de l'attaque de goutte chronique, et qui parfois contribuent à amener des gouttes rentrées. Nous avons signalé les cataplasmes émolliens alkoolisés avec la teinture de gentiane et de safran, comme un des meilleurs moyens à employer dans la goutte chronique ; nous avons retiré aussi de bons effets des frictions, du massage, de l'exercice à pied, en voiture, à cheval, moyens toujours utiles et jamais dangereux ; en même temps on soutient les forces par un régime approprié.

S'agit-il d'un *gonflement œdémateux* dont la résolution ne s'effectue point ? des frictions douces avec des flanelles imprégnées de fumées aromatiques, l'application de feuilles de chou amorties au feu, de la farine chaude, du sel commun desséché, un bain partiel ou général dans une étuve sèche, que l'on construit facilement au moyen d'une lampe à esprit-de-vin et d'une couverture soutenue par des cerceaux, sont autant de moyens vantés entre lesquels le médecin choisit ceux qui sont les plus convenables selon les circonstances. Les goutteux affectés d'une enflure œdémamateuse doivent avoir la peau et les extrémités, en particulier, habituellement couvertes de laine ; ils doivent faire journellement des promenades graduées selon leurs forces.

Pour traiter convenablement, soit les *gonflemens ligamenteux* et les *nodosités tendineuses*, engorgement que l'on rencontre si souvent sur la fin de la goutte chronique, soit encore les *contractures* qui en résultent, il importe de reconnaître d'abord si ces lésions sont avec ou sans douleurs récentes ou invétérées. Nous avons réussi à faire cesser des contractures douloureuses des membres, en nous servant de topiques émolliens et légèrement narcotiques, de cataplasmes de mauve et de ciguë, et faisant prendre à l'intérieur de légers sudorifiques, la squine et la salsepareille dans du lait.

S'agit-il du traitement des gonflemens ligamenteux, exempts de douleurs ? les diaphorétiques les plus forts, secondés de l'usage des bains et des douches d'eaux thermales nous ont parfois suffi pour les dissiper, surtout lorsque le malade suivait avec constance les diverses indications auxquelles nous le soumettions. Sous l'influence de ces remèdes, des jambes repliées depuis plusieurs années, et appliquées contre les cuisses, de manière qu'aucun effort ne pouvait les étendre, nous avons vu, dans l'espace d'un à deux mois, cet état maladif entièrement effacé ; un liniment, fait avec l'huile de camphre, a concouru à effacer des engorgemens goutteux articulaires, et à dissiper la douleur qui les accompagnait, en provoquant l'éruption d'un érysipèle ; d'autres linimens chargés de camphre, d'ammoniaque et d'huile de térébenthine, ont eu des effets salutaires dans les engorgemens sur la fin de l'attaque de goutte chronique.

Les vésicatoires ont été employés avec succès par plusieurs habiles médecins, c'était particulièrement sur la fin de l'attaque de goutte ; il y avait absence de tout symptôme inflammatoire ; il n'y avait point afflux , ni disposition à afflux sur la partie affectée; si les engorgemens étaient douloureux , on faisait précéder l'application des vésicatoires de quelques sangsues ou scarifications ; quelques praticiens ont trouvé de l'avantage à placer le vésicatoire dans le voisinage de l'engorgement , au lieu de le poser sur l'engorgement même ; d'autres ont mis le camphre , pour un quart , à l'emplâtre vésicatoire commun ; ils paraissent avoir été portés à cette pratique par les bons effets que le camphre a eus , ainsi que nous l'avons fait observer dans le cours de ce chapitre.

Quant aux concrétions goutteuses , espèces de *tufs goutteux* que l'on rencontre assez rarement, et dont la cure radicale a été beaucoup trop négligée de nos jours par nos médecins, rien ne s'oppose à ce qu'on ne tente de les extraire, lorsque les circonstances permettront de faire ces tentatives, après avoir pendant long-temps ramolli la peau et les parties subjacentes par des cataplasmes appropriés.

Pendant la convalescence, il est essentiel que le malade suive un régime sévère; ne pas l'observer, serait s'exposer aux plus fortes rechutes qui arrivent quelquefois subitement. Un régime convenable, des soins préservatifs que nous indiquerons, sont les meilleurs moyens d'empêcher que les accès ne se renouvellent trop fréquemment, et par conséquent que la goutte redevienne habituelle et d'une chronicité telle que les remèdes n'auraient plus de bons effets, sur lesquels nous ne nous

étendrons pas, vu le peu de succès qu'on
en a obtenu. Le galvanisme, le magné-
tisme, les moxas, l'acupuncture, ce
dernier moyen tout-à-fait étranger à
notre médecine, et connu des Chinois et
des Japonais, semblait il n'y a encore
que quelques années, entre les mains
de ses propagateurs, MM. J. Cloquet,
Pelletan, de Sarlandière devenir un agent
thérapeutique très-utiles dans les affections chroniques réputées incurables.
Leurs essais multipliés n'ayant eu que
fort peu de succès, ils ont été forcés de
reconnaître qu'ils s'étaient trop pressés
d'en proclamer les bons effets. Toutefois
notre honorable ami, M. de Sarlandière,
que des expériences multipliées et des
cures nombreuses de rhumatismes à
l'aide de l'électricité ont conduit à employer l'acupuncture, paraît avoir retiré
quelques bons effets de ces deux moyens
réunis.

Quant au moxa que nous possédons depuis long-remps, il serait sans doute de quelque utilité dans les gouttes et rhumatismes anciens et chroniques, mais il faudrait ne l'appliquer qu'à la manière des Chinois, c'est-à-dire ne déterminer qu'une brûlure très-superficielle, mais répété et multiplié, comme il est d'usage chez eux.

CHAPITRE X.

***

Des moyens hygiéniques et préservatifs de la goutte.

Les goutteux, chez lesquels se terminent heureusement des attaques de goutte, restent menacés de semblables douleurs si l'on ne s'oppose à de nouvelles invasions par des moyens conve

10

nables. Nous allons puiser dans le vaste domaine de l'hygiène ces moyens si négligés, et qu'il serait cependant si facile de mettre en pratique.

Les lieux élevés et à l'abri des vents du nord et d'occident sont ceux que doivent choisir les goutteux pour leur habitation. Heureux ceux qui peuvent se transporter dans les pays chauds et y fixer leur demeure ! ils sont à peu près sûrs d'être à l'abri de cette redoutable affection.

L'usage des bains tièdes, soit entiers, soit partiels, sous forme de pédiluves, pris fréquemment, ne peut qu'être d'un très-bon effet. Les bains de vapeur, qu'il est si facile de se procurer dans les grands établissemens de bains, seraient encore plus utiles.

Des vêtemens chauds, propres à favoriser la transpiration et à s'opposer à un refroidissement trop rapide, sont

ceux qui conviennent aux goutteux.
Ainsi, des vêtemens de laine, qui sont
justes au corps, leur sont particulièrement utiles. On a prévenu des retours
de podagre, en portant jour et nuit des
chaussons de laine, qu'on remplaçait,
dès qu'ils étaient humectés par la sueur,
au moyen d'autres semblables bien secs
et bien chauds, et qui étaient constamment recouverts d'enveloppes de tafetas
gommé, dont les bords s'appliqueraient
exactement à la peau, et s'opposaient
ainsi à toute évaporation. Le lit du
goutteux doit être composé d'après les
mêmes vues; il doit être chaud, sans
être trop mou; en particulier, il faut
que les extrémités y soient tenues chau-
dement. Les cosmétiques dont on fera
usage, seront choisis entre ceux qui ex-
citent les fonctions de la peau, au lieu
de leur nuire; ainsi l'on préférera en
général les teintures alkooliques aux vi-

naigres aromatisés. Tout ce qui a rapport à la nourriture sera réglé avec soin. On a cru trouver dans de certains alimens, de certaines boissons, un moyen sûr de se garantir de la goutte. Peu importait, disait-on, le reste du régime; celui-ci a conseillé le café, parce que dans les colonies d'Amérique, dans la Turquie où cette boisson est fort usitée, on connaît à peine les rhumatismes, la goutte et la pierre ; d'autres ont conseillé le thé : c'était le préservatif dont se servit dans pendant quelque temps le cardinal Mazarin ; ce qui fit dire à Gui-Patin : « Le Mazarin prend du thé « pour se garantir de la goutte ; ne voilà- « t-il pas un puissant remède contre la « goutte d'un favori ! » Le médecin satirique eut raison cette fois, car le cardinal ne tarda pas à voir revenir plus intesne qu'auparavant les attaques de goutte. On compterait en vain sur l'efficacité d'un moyen tel que le thé, lorsqu'on vit au milieu des veilles, des soucis, des travaux d'esprit, des écarts de régime qui composent la vie de la plupart de nos gens de cour, et de ce qu'on appelle nos grands hommes d'état.

Des faits certains attestent que la diète végétale, ainsi que la diète lactée, ont entièrement guéri des goutteux qui l'étaient depuis long-temps; mais un tel régime ne peut convenir à tous les goutteux. Ceux qui se sont bien trouvés de la diète végétale s'abstenaient encore des fruits aqueux et indigestes, aromatisaient leurs alimens et avaient un soin particulier de faire beaucoup d'exercice. La diète lactée, comme la diète végétale, n'a guère réussi que sur des hommes sains et robustes, dont l'estomac ne répugnait point à ce genre d'aliment, et qui faisaient de même beaucoup d'exercice. Mais peut-être que la diète végétale n'a réussi pleinement que dans le cas où la goutte était le résultat d'une diète animale trop habituelle; peut-être que la diète lactée n'a été parfaitement utile que chez des hommes dont la goutte était liée à des inflammations gastrites ou intestinales.

Ce serait une erreur de croire que dans le traitement prophylactique de la goutte, il faut faire observer aux malades un régime entièrement opposé à celui qu'ils avaient suivi avant que la maladie se déclarât. Il serait imprudent de passer subitement d'un régime fort et excitant, à un régime aussi débilitant que la diète végétale ou lactée : si on voulait mettre en usage cette pratique chez un goutteux riche, accoutumé à une bonne chère, à l'usage abondant du vin, à une nourriture substantielle et très-assaisonnée, et surtout menant une vie sédentaire ; si, disons-nous, on lui interdisait toute boisson spiritueuse, en lui prescrivant l'usage d'alimens fades et peu nourrissans, en lui conseillant une vie très-laborieuse et un exercice continué jusqu'à la lassitude, on risquerait d'exposer ce malade à de graves inconvéniens. Un régime semblable, en occasionnant une grande faiblesse de toute l'organisation, peut donner lieu à un retour plus prompt, à une durée plus longue des attaques de goutte, et peut surtout transformer la goutte articulaire en goutte interne des viscères.

Dans la goutte, comme dans toute autre maladie, on doit, en prescrivant un régime, avoir égard aux habitudes du malade; on doit surtout éviter le passage subit d'un extrême à l'autre. La diète la plus convenable et vraiment la meilleure, est celle que la modération et la tempérance conseillent, et qui produit, après chaque repas, un sentiment de douce chaleur, de liberté, de bien-être intérieur; une nourriture tirée à la fois des animaux et des végétaux, mais prise en petite quantité, des repas simples et point composés de beaucoup de mets, produisent ces effets en leur associant les autres moyens d'un bon régime. D'ailleurs ces effets sont les premiers qu'il faille tâcher d'obtenir. Si les digestions ne se rétablissent parfaitement, la prédisposition goutteuse ne saurait être guérie.

Après nous être occupé de tout ce qui a trait à la diète, rien n'est plus important que de favoriser les excrétions, et en particulier celles de la peau, si l'on veut se prémunir contre de nouvelles attaques de goutte. On favorisera singulièrement les fonctions de la peau par les frictions faites avec des flanelles sèches et chauffées, ou parfumées avec des aromates. Il est à notre connaissance des goutteux radicalement guéris par cette pratique ; nous conseillons donc aux personnes menacées d'attaques de goutte de se faire frotter soir et matin, dans leur lit, pendant huit ou dix minutes, et avec des gants de flanelle chargés de vapeurs aromatiques.

Un fait incontestable, c'est que l'homme qui veut se préserver de la goutte doit en particulier se livrer à l'exercice du corps. Entre les exercices, ceux qui sont forts ne doivent être pratiqués que sur la fin des digestions et lorsque les fonctions excrétoires commencent à être en jeu. L'exercice à cheval sera très-convenable. Les exercices qui exigent peu de mouvement et d'efforts, comme le billard, la promenade, sont utiles immédiatement après le repas.

Le sommeil du goutteux doit être dans un juste rapport avec les besoins de sa constitution et de ses habitudes ;

mais, comme pour les exercices, on ne doit s'y livrer qu'après que l'estomac est libre et quitte de la digestion : il faut donc que les goutteux s'abstiennent de souper.

L'homme menacé de la goutte doit encore éviter de se livrer aux travaux intellectuels qui demandent une application soutenue et une grande contention d'esprit; en particulier, il doit s'abstenir de toute occupation après le repas, mais il doit fuir, avec plus de soin encore, les passions vives, les plaisirs vénériens, ainsi que les affections tristes. Que cet homme, s'il lui faut occuper son esprit, le récrée par ces études agréables, qui n'ont besoin ni de la méditation, ni de l'état sédentaire du corps, par exemple, l'étude théorique des arts, de l'histoire naturelle, etc. ; qu'il s'instruise en voyageant; qu'il parcoure le midi de la

France, l'Italie, si sa fortune le lui permet; qu'il observe , au lieu de lire et d'écrire, et qu'il laisse son esprit s'égayer de cette grande vérité d'objets qui s'offriront à lui en spectacle.

Entre les divers préservatifs de la goutte, les moyens de l'hygiène, sagement ordonnés, seront les plus utiles sans contredit; en vain prétendrait-on les remplacer par des médicamens ou de simples pratiques médicinales.

La saignée pratiquée à différentes époques a paru quelquefois s'opposer au retour de la goutte; il est certain qu'un tel préservatif n'a pu être utile que sur des hommes éminemment pléthoriques. Nous le répétons, il faut être très-réservé sur un semblable moyen, qui ne peut jamais être employé sur un homme faible et lymphatique; dans la goutte confirmée, nous avons eu des exemples terribles d'un pareil moyen.

On se rappelle que l'amiral de Suffren, l'un des hommes dont la marine française a le plus à se glorifier, périt d'une saignée au bras qui lui fut pratiquée dans le moment où il était assailli par une violente attaque de goutte.

Les ventouses scarifiées, les sangsues ne doivent pas faire craindre les mêmes dangers, et ont suffi pour procurer de notables changemens. Un goutteux qui a eu recours à l'application des ventouses tous les trois mois, a été guéri radicalement de la goutte.

L'application des cautères sur les extrémités a eu des avantages pour que ce moyen mérite d'être pris en considération chez les personnes prédisposées aux attaques de goutte interne.

Les purgatifs peuvent être utiles dans les intervalles des attaques de goutte. Pour nous, nous préférons au meilleur moyen d'évacuer les goutteux, celui qui consiste à leur conseiller un régime très-sobre et à leur prescrire un fort exercice. Toutefois, il est essentiel de faire cesser la constipation chez les goutteux, et de leur procurer des garderobes à-peu-près journalières. On y réussit, en leur faisant prendre soit des lavemens huileux, soit un peu de rhubarbe, avant de dîner immédiatement, ou à l'aide du soufre et de la crême de tartre.

Les amers, surtout les amers aromatiques, peuvent être utiles en rendant les digestions plus actives, si d'ailleurs on n'en fait point un usage trop prolongé, si l'on ne se livre point à l'appétit qu'ils augmentent, et si l'on ne tombe point dans les écarts du régime auxquels ils provoquent par cela même ; enfin, si l'on s'applique à en mesurer tellement les doses, que l'estomac ne soit que médiocrement excité. Les amers toniques nous ont particulièrement réussi chez les goutteux d'un tempérament lymphatique. Ils pourraient devenir funestes chez des sujets d'un tempérament sanguin, nerveux, qui en abuseraient.

Les eaux sulfureuses, les eaux minérales et martiales, l'élixir suédois, le gingembre, le piment, les pilules de Desault, composés d'éthiops martial, de squine, de cannelle et de quinquina, enfin les jus antiscorbutiques, etc. , ne sont point des spécifiques anti-goutteux, comme on l'a prétendu, mais ce sont des moyens que l'on peut employer dans les cas particuliers auxquels ils se rapportent.

Il faut se rappeler ici ce que nous avons dit plus haut au chapitre VII, *des Causes de la goutte;* elle se réduisent à la prédisposition, à une lésion de la digestion et de la perspiration, et enfin à une débilitation quelconque. Le traitement préservatif doit donc aussi se réduire à faire que l'état de prédisposition ne reçoive point ces dangereux developpemens qui s'élèvent à l'état goutteux. Il se réduit à conserver ou à donner aux fonctions digestives et perspiratoires toute leur force et toute leur intégrité, et enfin à empêcher que le goutteux ne soit soumis à ces influences débilitantes sous lesquelles on a vu si souvent éclater les attaques de goutte.

Nous venons d'indiquer succinctement les élémens rationels d'un traitement préservatif de la goutte, et l'on a vu que ce sont autant de moyens propres à exciter, à favoriser les fonctions perspiratoires, à empêcher qu'elles ne soient troublées. Nous avons insisté surtout à ce que les personnes menacées d'attaque de goutte éloignent des organes digestifs toute lésion, en évitant toute surcharge, ou bien encore en évitant la débilitation, qui serait la conséquence d'une diète trop sévère introduite subitement dans le régime. Nous avons démontré combien les exercices du corps étaient favorables aux fonctions digestives, et mis au rang des préservatifs les plus importans ces exercices habituelles. Quoi qu'il en soit, nous ne croyons à aucun préservatif spécifique de la goutte. Et les motifs qui se sont présentés à nous, lorsqu'il s'est agi d'un spécifique curatif, se representent encore ici, et s'opposeront constamment à cette idée d'un remède unique anti-goutteux.

CHAPITRE XI.

Du rhumatisme aigu et chronique. — De son affinité avec la goutte, et de son traitement.

Le rhumatisme, contemporain de la goutte, a été long-temps confondu avec cette dernière maladie; cependant, c'est

une affection distincte : le mot de rhumatisme indique assez bien le passage
de la maladie d'un lieu à un autre,
l'espèce de congestion qu'elle y déter-
mine ordinairement, et de plus, par
sa terminaison, il exprime, d'une
manière fort juste, une réunion d'affections partielles, qui se manifestent
à-la-fois ou se succèdent à de courts
intervalles ; ce qui est encore dans un
grand nombre de cas un des caractères
de la maladie. Quoi qu'il en soit, le rhumatisme a une grande ressemblance
avec la goutte; son traitement est à peu
de chose près le même et surtout les
moyens que nous avons indiqué comme
moyens hygiéniques et préservatifs peuvent s'appliquer à la guérison de cette
affection.

Tout rhumatisme qui a eu une longue
durée peut prendre une nature goutteuse; alors sa guérison exige le traite-

ment de la goutte dans toute son étendue.

Le rhumatisme est plus fréquent que la goutte. Toutes les professions dans lesquelles les individus qui les exercent se trouvent souvent exposés aux vicissitudes et aux intempéries de l'atmosphère, sont autant de circonstances qui favorisent le développement ou la production du rhumatisme; aussi les militaires, les marins, lés conducteurs de trains de bois, les déchireurs de bateaux, les ouvriers qui travaillent aux rivières, les pêcheurs, surtout ceux qui s'occupent la nuit, les blanchisseurs, etc., sont-ils fréquemment sujets aux affections rhumatismales proprement dites. Les boulangers sont aussi fort sujets au rhumatisme par suite de leurs brusques et fréquentes transitions de l'air embrâsé du fournil à l'air froid et humide du dehors, auquel ils s'exposent presque nus. Il en est de même de beaucoup d'autres classes d'artisans qui travaillent à un feu plus ou moins considérable. C'est chez ces individus que l'on peut observer et véritablement établir une différence marquée entre le rhumatisme et la goutte, non-seulement quant à la forme, mais principalement à l'essence.

En général, le rhumatisme est produit par une transition trop brusque, d'un lieu où l'air est chaud et sec, dans un autre où il est froid et humide. Les courans d'air auxquels on peut être exposé, soit dans la saison de la chaleur, soit dans celle du froid, lorsqu'on se tient près d'une fenêtre ou de tout autre ouverture, deviennent des causes de rhumatismes ; rarement une attaque de goutte s'est déclarée à la suite de ces imprudences passagères. En effet, un très-petit courant d'air, ce qu'on

appelle un *vent-coulis*, a suffi pour déterminer dans beaucoup de circonstances des douleurs rhumatismales.

Les pays, les contrées, les climats
où le rhumatisme se manifeste le plus
fréquemment, sont ceux où l'air
est souvent froid et humide ; ceux où il
existe des marécages, de nombreux
canaux, des brises de mer, où la chaleur est très-différente le matin, à
midi et à la fin du jour ; ceux enfin où
la température est sujette à de nombreuses vicissitudes ou à des passages
brusques d'un état à un autre tout
opposé.

En passant des climats aux habita-
tions particulières, on voit encore que
les individus qui occupent le fond des
vallées, qui habitent des maisons ouvertes au nord, plus basses que le sol
ou nouvellement construites, en sont
plus souvent affectés que d'autres. On

est surtout le jour atteint de rhumatisme aigu si l'on reste quelques mo-
mens en repos à l'humidité et au froid
de la nuit , dans certaines contrées
maritimes brûlées peudant par un
soleil ardent qui élève quelquefois la
température jusqu'à trente-cinq degrés.

Donner un aperçu des causes qui procurent les rhumatisme, c'est assez indiquer quels sont les moyens que l'on
doit prendre pour s'en préserver; en
agissant ainsi, nous croyons être plus
utile aux lecteurs de ce *Manuel* que de
leur placer sous les yeux la nomenclature des remèdes employés pour guérir
les rhumatismes.

Nous dirons donc que nous avons vu
fréquemment les choses dont on recouvre le corps et celles sur lesquelles il
appuie ou repose plus ou moins de
temps, devenir des causes de rhuma-

tisme, soit à raison de l'humidité dont elles peuvent être pénétrées, soit parce quelles ne maintiennent pas notre chaleur naturelle à un degré convenable. Tels sont les vêtemens imbibés d'une humidité froide, surtout lorsqu'après s'être exposé en marchant aux brouillards ou à la pluie, on reste en repos sans changer d'habit, de linge et principalement de chaussure ; dans les cas où les pieds ont été mouillés contre des habits trop légers et d'une étoffe conductrice du calorique ; des habits d'été substitués trop brusquement à des vêtemens chauds, des vêtemens d'hiver ; l'alternative de l'usage des bottes et des bas, se deshabiller plus ou moins complètement dans un lieu froid lorsqu'on est en sueur, sont encore des causes fréquentes de la maladie qui nous occupe. Il en est de même du repos ou du sommeil pris le corps reposé sur la terre dans un endroit frais ou dans une chambre dont on laisse les fenêtres ouvertes, comme cela se pratique trop fréquemment pendant les chaleurs de l'été.

On a vu survenir la maladie dont nous nous entretenons après une coupe imprudente des cheveux; nous placerons encore comme cause fréquente du rhumatisme, l'intervention subite ou prolongée d'une partie ou de la totalité du corps dans l'eau froide, surtout lorsqu'il existe un état de moiteur ou de transpiration.

Le dérangement ou la suppression des excrétions habituelles peuvent être des causes directes des affections rhumatismales; le rhumatisme aigu peut venir à la suite de la suppression de la sueur, et le rhumatisme chronique à la suite de la suppression de la transpiration.

Cette maladie est encore survenue à la

suite de courses forcées, d'exercices violens, de fatigues long-temps prolon-
gées, et cela indépendamment de toute
impression subite ou lente d'un froid
extérieur ; on a surtout remarqué que le
rhumatisme se déclarait principalement
chez les individus qui, avant de se livrer
à ces mouvemens fatigans, avaient été
long-temps en repos.

De violens efforts, principalement
dans la région lombaire, pour lever un
fardeau, l'attitude courbée, quand on
n'en a point l'habitude, un mouvement
brusque, sont encore des causes fréquentes de rhumatisme. On voit que l'on ne
peut point comparer précisément ces affections, presque toujours passagères,
avec des attaques de goutte régulière,
occupant les articulations, et dont la durée est plus ou moins longue.

Les gens qui mènent ordinairement
une vie active périssent à-peu-près

exempts de la goutte; il en est de même du rhumatisme; l'oisiveté, au contraire, prédispose à ces deux affections.

Nous ne connaissons aucun cas de conversion de la goutte en véritable rhumatisme, tandis que le phénomène contraire est des plus ordinaires. Le rhumatisme peut être considéré comme cause prédisposante, l'avant-coureur de la goutte; en effet, il est constant que les attaques de cette maladie surviennent d'autant plus facilement qu'on a déjà été atteint un plus ou moins grand nombre de fois de douleurs rhumatismales.

On a rangé la syphilis parmi les affections qui produisent le rhumatisme ou la goutte. La ressemblance qui existe entre le commencement des douleurs ostéocopes provenant toujours d'anciennes affections syphilitiques, et celles qui appartiennent soit au rhumatisme ou à la goutte chronique, ont pu permettre un pareil rapprochement ; le praticien observateur se trompera rarement ; alors il administrera tous les remèdes convenables et connus pour combattre cette redoutable transformation de la syphilis.

En récapitulant les diverses circonstances et les causes multipliées qui peuvent favoriser ou déterminer les affections rhumatismales, et surtout le rhumatisme aigu, on voit que ce sont, d'une part, l'âge viril, le tempérament sanguin, une constitution irritable, et de l'autre, les excès de tous genres ; le dérangement des évacuations habituelles, sanguines ou autres, et principalement l'oppression de la transpiration, suppression qui a presque constamment lieu sous l'influence du froid humide. Il nous resterait à expliquer comment s'effectue la répercussion de la transpiration ou de la sueur ; si c'est par un effet mécanique ou par les lois de la vitalité ; ces considérations, d'une assez haute importance pour la science, ne pourraient que peu intéresser dans ce recueil destiné à des malades ; nous renvoyons ces intéressantes observations sur les sueurs répercutées et sur l'humeur transpiratoire à une *Monographie* plus complète sur les maladies goutteuses et les affections rhumatismales, *Monographie* à laquelle nous travaillons dans ce moment.

Après la goutte, il est peu de maladies qui aient donné lieu à plus d'hypothèses, de théories et d'opinions diverses sur sa cause prochaine, sa cause immédiate et sa formation, que celle qui nous occupe en ce moment.

Nous ferons d'abord remarquer que le mot rhumatisme, d'après son étymologie, *rheuma*, fluxion, *rheo*, je coule, atteste déjà une des idées singulières que l'on s'était formées de la maladie même à l'époque peu éloignée de la nôtre où cette affection commença à être mieux connue. En effet, on supposait que sa cause matérielle ou prochaine était une humeur qui coulait de la tête, et se portait dans différentes parties du corps. A la vérité, quelques cas qui ne sont pas très-rares dans la pratique, paraissent justifier un peu cette dénomination hypothétique; ce sont ceux de certains rhumatisans qui disent éprouver en se levant de leur lit, la sensation d'une sorte de liquide qui coulerait dans l'intérieur de leurs membres, et principalement le long des cuisses et des jambes; on conçoit qu'à une époque encore peu avancée de l'anatomie, on a pu croire que le rhumatisme était dû à un humeur qui descendait des parties supérieures, mais à présent nous ne pouvons plus admettre d'aussi ridicules hypothèses.

M. Broussais explique le rhumatisme

d'une manière satisfaisante :« Quand l'ac-
« tion, dit-il, diminue à la peau, elle se
« porte ailleurs ; ici c'est aux capsules,
« aux ligamens articulaires, aux tissus
« qui entourent les articulations que se
« fixe l'irritation. Les rapports de toutes
« nos parties étant tels que nous ne
« pouvons souffrir long-temps d'un or-
« gane sans que les autres ne soient affec-
« tés ; cela explique, dit-il, la propa-
« gation des douleurs rhumatismales, et
« la facilité avec laquelle elles se dépla-
« cent. » Cette définition est encore celle
qui nous paraît la plus certaine ; nous
partageons l'opinion de ce professeur,
et comme lui nous rejettons toute idée
d'existence d'un vice rhumatismal.

Quelques auteurs ont prétendu que le
rhumatisme était contagieux ; il est en-
démique, d'après les causes qui le produisent ; le rhumatisme, soit aigu, soit
chronique , doit toujours régner avec

plus ou moins de fréquence dans les pays sujets aux grandes variations de l'atmosphère. Mais, pour croire à la contagion, il nous faudrait d'autres preuves que celles qui nous sont données par quelques auteurs qui ont écrit sur cette affection. Cependant, nous pensons rapporter à ce sujet cette opinion qui, quoique populaire, n'est peut-être pas sans fondement, c'est que de jeunes sujets ayant couché avec des personnes âgées et atteintes de douleurs, en ont été bientôt attaqués eux-mêmes. On dit aussi que des gens affectés de douleurs en ont également communiqué à des chiens qui couchaient avec eux. Dans l'un et l'autre cas, on se plaît à ajouter que les individus, habituellement souffrans, ont éprouvé du soulagement.

La plupart des tissus qui entrent dans la composition de l'économie animale, et conséquemment la plupart de nos organes, peuvent devenir primitivement ou secondairement le siége du rhumatisme, soit aigu, soit chronique. Nous avons vu que la goutte affectait plus particulièrement les articulations. Le rhumatisme paraît, de son côté, avoir son siége le plus fréquent dans le système fibreux et musculaire.

Le professeur Chomel est celui qui, jusqu'à présent, a décrit de la manière la plus spéciale les symptômes de rhumatisme ; aussi empruntons-nous à son excellente thèse le fonds de notre description.

La plupart des individus qui doivent être affectés de rhumatisme éprouvent une gêne légère qui accompagne ou suit les grands mouvemens, les efforts considérables ; tantôt c'est une sensation incommode, tantôt un léger prurit qui survient sans cause connue, et occupe quelques parties sur laquelle la main se porte comme d'elle-même, et y excite des frictions souvent sans que le sujet en ait la conscience. Dans d'autres cas, c'est un refroidissement partiel de quelque articulation. Ces divers phénomènes se rejettent une ou plusieurs fois chaque année ; ils durent rarement un jour, ordinairement ils ne persistent pas au-delà de quelques heures et même de quelques minutes. Ils se manifestent plus souvent dans les saisons froides et humides que dans les temps chauds et secs.

M. Chomel, en nous parlant des symptômes précurseurs du rhumatisme, nous dit qu'il l'a vu parfois débuter par un mouvement de fièvre. Les malades éprouvaient des lassitudes spontanées ou une fatigue qui n'était pas proportionnée à l'exercice qu'ils ont pris les jours précédens ; les membres sont lourds, les mains et les pieds deviennent pâles et engourdis ; c'est par eux, ordinairement, que le frisson commence : quelquefois nous l'avons vu par l'épine du dos et le cou. Dans tous les cas, il s'étend bientôt au reste du corps, quelquefois avec un tremblement général. A ces premiers symptômes, succède une chaleur universelle, le pouls devient fréquent et serré, la soif vive, la respiration accélérée, l'agitation générale.

Les syptômes locaux de rhumatisme sont, en général, ceux de toutes les autres inflammations.

La douleur est de tous les symptômes de rhumatisme le premier qui se manifeste, le seul qui soit constant ; le plus souvent elle est contusive ou pulsative. Beaucoup de malades comparent le mal qu'ils éprouvent à celui que produirait un instrument aigu qui traverserait à plusieurs reprises la partie affectée, en plusieurs lames qui s'y enfonceraient simultanément dans diverses directions ;

d'autres, au contraire, ne causent qu'un picottement, un engourdissement incommode, une tension ou bien une sorte de constriction; quelques-uns, comme dans la goutte, se plaignent d'une sensation de morsure ou de déchirement.

La douleur rhumatismale peut offrir tous les degrés d'intensité, depuis le simple malaise, jusqu'à ces souffrances atroces qui arrachent des cris aux goutteux dans leurs violentes attaques. En général, la douleur est plus vive aux articulations que dans les espaces intermédiaires; cette remarque n'est pas bornée aux membres, elle s'étend même aux os de la tête, où on a observé que le rhumatisme se faisait ressentir dans tout le trajet des sutures, généralement; les douleurs sont plus vives dans les petites articulations que dans les grandes. Les douleurs qui tiennent au rhumatisme aigu augmentent surtout de violence lorsque le malade fait un effort spontané pour mouvoir le membre. Si les membres sont le siége de la maladie, leur plus légère contraction est alors la source d'une douleur déchirante. En général, dans le parfait repos, la douleur est moins intense que dans toute espèce de mouvement.

Comme nous l'avons vu déjà en énumérant les souffrances occasionnées par la goutte, la douleur peut devenir plus vive par certaines causes qui peuvent agir à tout instant sur elle, comme une secousse imprimée au lit, la pression extérieure dont l'effet est quelquefois tel, que le malade ne peut supporter le poids des couvertures, et qu'il devient nécessaire de les enlever ou de les soutenir sur des cerceaux.

L'impression du froid extérieur est, dans quelque cas, agréable aux malades, et semble modérer la douleur, quand celle-ci est accompagnée d'une chaleur vive; chez d'autres, elle augmente, mais le plus souvent elle est sans action sur elle. Les douleurs rhumatismales paraissent aussi être-plus vives la nuit que le jour.

Le gonflement et la rougeur qui surviennent dans les accès de goutte ont aussi lieu dans le rhumatisme aigu et chronique. La rougeur ne persiste guère au-delà de quelques jours dans les parties qu'elle occupe, et quand elle y reste plus long-temps, de rosée, elle prend une nuance livide ou violacée qui souvent ne disparaît qu'incomplètement par la pression.

La fièvre est, de tous les symptômes généraux du rhumatisme, le plus fréquent et celui qui mérite le plus l'attention du médecin, puisque c'est sur l'absence ou sur l'existence de ce même phénomène que sont fondées, en général, les indications curatives. La fièvre ne se manifeste le plus ordinairement que lorsque la douleur et les autres phénomènes locaux de la maladie ont déjà un certain degré d'intensité. Cette fièvre, qui est quelquefois précédée du froid, de frissons, est bientôt caractérisée par une augmentation de chaleur plus ou moins considérable, le pouls est plein, développé, accéléré. La durée de la fièvre est assez variable; chez quelques individus, elle ne se manifeste que dans les premiers jours; chez d'autres, elle persiste jusqu'à la fin de l'affection rhumatismale elle-même. Elle se termine alors d'une manière insensible par des évacuations critiques, telles que des urines sédimenteuses, ou bien des sueurs abondantes.

Le traitement du rhumatisme aigu se compose, d'une part, d'évacuations sanguines, et de l'autre, de boissons tempérantes, rafraîchissantes.

Au début du rhumatisme aigu, ou le plus près possible de ce moment, et surtout chez les sujets jeunes et vigoureux, nous n'hésitons pas à pratiquer une ou deux saignées, proportionnées plutôt à l'état des forces, à la plénitude du pouls et à la violence de la fièvre ; qu'à l'intensité des douleurs. On a vu que nous nous abstenions soigneusement des évacuations sanguines par la lancette dans les attaques de goutte et que nous n'avions que rarement recours aux sangsues ; il n'en est pas de même dans le rhumatisme aigu : nous recourons assez fréquemment à une ou plusieurs applications de sangsues, parfois aux ventouses si la douleur se fait ressentir dans le dos ; ce mode de médication est toujours indiqué, lorsqu'il existe chez les malades soit une suppression de menstrues ou de flux hémorroïdal. Nous nous bornons, pour boisson ordinaire, aux antiphlogistiques, boissons acidulées et raffraîchissantes, qui d'ailleurs doivent être prescrites pendant toute la durée de l'état inflammatoire.

Les bains généraux d'eau légèrement tiède, sont ceux qui conviennent le mieux ; les cataplasmes émolliens rendus narcotiques nous ont aussi bien réussi pour appaiser les vives douleurs.

Quand l'état inflammatoire est entièrement dissipé, il arrive assez souvent que l'on a à combattre un inflammation gastro-intestinale ; on peut, sans crainte, l'attaquer avec un vomitif ou bien un purgatif, qui, dans tous les cas, doivent être légers.

Au déclin de la maladie, lorsque les douleurs ne sont plus que vagues, qu'il existe seulement une grande faiblesse, on peut, comme dans le rhumatisme chronique, administrer au malade de légers sudorifiques, et même quelques substances toniques pour relever et soutenir les forces de l'estomac, dérangées par le long emploi des boissons débilitantes.

Lorsque la maladie est à l'état chronique, on peut employer comme dans la goutte les décoctions de gayac, de salsepareille, l'infusion de safran; nous avons aussi depuis quelques temps donné avec succès, à plusieurs rhumatisans, l'eau de goudron en boisson journalière.

Les bains de vapeurs, les fumigations et les douches, moyens si généralement employés depuis quelques annés seulement, n'ont pas produit toujours les avantages qu'on s'en promettait; cependant ils guérissent ou soulagent un assez grand nombre de rhumatismes invétérés.

Les vésicatoires, les sinapismes, les sétons, les cautères, l'ustion, les moxas, l'acupuncture, le galvanisme et l'électricité, 'ont été tour-à-tour employés et préconisés par plusieurs médecins qui ont écrit sur le rhumatisme. Nous avons vu appliquer successivement tous ces différens agens thérapeutiques, et nous sommes forcés de dire que bien souvent ils ne nous ont servi qu'à augmenter les souffrances des malheureux rhumatisans, et que rarement on en a obtenu les effets qu'on en attendait.

Nous préférons donc, au lieu d'en préconiser l'usage, indiquer quelques moyens hygiéniques et préservatifs de cette affection : c'est ce que nous allons faire avant de terminer notre ouvrage.

Nous ne saurions trop engager les individus qui auraient été attaqués déjà de rhumatisme, soit aigu, soit chronique, de choisir pour habitation un endroit sec, élevé, exposé au midi, à éviter toutes les transitions de la chaleur au froid humide, à changer promptement de vêtemens, lorsque ceux qu'ils porteront seront mouillés, à ne boire que chaud si l'on a soif étant en sueur. On ne saurait trop insister sur cette défense, surtout depuis que la pernicieuse habitude de donner des boissons à la glace et des glaces dans nos grandes réunions a été la cause d'une foule de maladies, et particulièrement de celle dont nous nous entretenons. Indépendamment des vêtemens appropriés à la saison, et exempts de toute espèce d'humidité, les rhumatisans feront bien de porter constamment appliquée immédiatement sur la peau, la flanelle, et en entourer principalement les parties habituellement douloureuses.

Quelques praticiens ont conseillé d'ap

pliquer sur les parties attaquées de rhumatisme des peaux de divers animaux,
recouvertes de leurs poils. Nous connaissons plusieurs malades qui se sont
bien trouvés de cette pratique.

- Le tafetas gommé appliqué sur la
peau, ou par-dessus un tissu de flanelle,
a été encore d'un très-bon effet. Les
bains chauds, qui entretiennent aussi les
fonctions de la peau, doivent être employés avec précaution.

Quant au régime alimentaire, nous
ne pourrions répéter ici que ce que nous
avons déjà dit au chapitre qui traite
du *Traitement préservatif de la goutte.*

Le régime alimentaire doit se com-
poser de choses saines, de facile digestion ; les épices, les liqueurs alkooliques doivent être sévèrement pros-
crites de la table des rhumatisans. Les
repas seront modérés, car tous les malades ont remarqué que les grands repas

ne tardaient pas à leur ramener leurs douleurs articulaires. C'est ainsi qu'à l'aide seul de ce régime, on parvient à se débarrasser d'une affection redoutable et bien douloureuse, on modifie et renouvelle tout-à-fait l'économie, chose sur laquelle les médecins, encore de nos jours, n'insistent pas assez lorsqu'ils ont à combattre des affections chroniques et invétérées.

FIN.

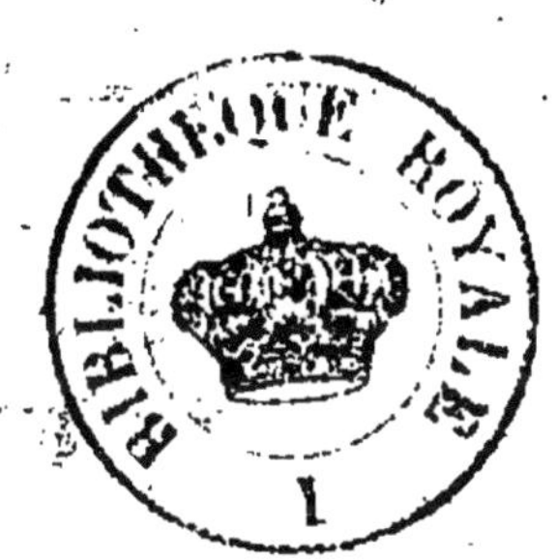

TABLE.

FIN DE LA TABLE.

www.ingramcontent.com/pod-product-compliance
Ingram Content Group UK Ltd.
Pitfield, Milton Keynes, MK11 3LW, UK
UKHW022035070726
13613UKWH00002B/526